RECETAS DE COSMÉTICA NATURAL

Noemí Marcos / Fernando Cabal

RECETAS DE COSMÉTICA NATURAL

Primera edición, 2013

© Mandala Ediciones, 2013
Tarragona 26. 28045 Madrid (España)
Tel: +34 914 678 528
E-mail: info@mandalaediciones.com
www.mandalaediciones.com

I.S.B.N.: 978-84-8352-891-4
Depósito Legal: M-21378-2013
Imprime: Ulzama

RECETAS DE COSMÉTICA NATURAL

INDICE

Introducción

Ninguna época anterior ha exigido tanto el uso de la cosmética y de los productos de higiene corporal como la que estamos viviendo y jamás la población ha tenido tal cantidad de productos como en este siglo XXI. Dentro del primer mundo no sólo se compran sino que se producen muchos más de los suficientes, satisfaciendo así la diversidad de gustos de los consumidores.

Sin embargo, en muchos de los casos esta superproducción masiva es únicamente viable porque en la composición de diversas cremas, lociones y jabones entran alcoholes baratos, conservantes, sustancias derivadas del petróleo, diversos compuestos químicos de bajo coste y perfumes, en lugar los verdaderos ingredientes que los envases proclaman. En otras palabras: una crema de coco aporta más ganancias si está fabricada con una crema base hecha con lanolina u otros componentes a los que se añade aroma de coco, que si estuviera preparada utilizando el fruto, tal y como se da a entender.

Esta es la idea básica del presente libro cuyo propósito es facilitar recetas de cosméticos con el fin de que el lector pueda fabricar sus propios ungüentos, asegurándose así que sólo se aplica sobre la piel los beneficiosos elementos naturales.

Naturalmente, un producto fabricado a base de alcoholes y sustancias puramente químicas se conserva mejor que un cosmético totalmente natural y suave para la piel, y es aquí donde reside el gran problema de la sociedad moderna: ¿tenemos ese tiempo extra para dedicarlo a la producción de nuestros cosméticos? Aunque muchos de los elementos naturales no caducan rápidamente, como es el caso de los aceites y las mantecas, hay otros que se conservan mejor en el frigorífico o se deben usar el mismo día de su elaboración con lo cual, algunas preparaciones se deben de repetir asiduamente.

Si tomamos conciencia de que las cremas que se venden en la mayoría de los negocios no sólo son ineficaces sino que también son nocivas para la piel y el medio ambiente, es fácil cambiar de hábitos y empezar a consumir los que preparemos nosotros mismos. Este gesto se puede comparar con preferir cocinar en casa a comprar en el supermercado comidas preparadas. La pérdida de tiempo que implican ambos se ve altamente recompensada en salud y bienestar.

Nuestra opción deberá ser siempre elegir aquellos productos y sustancias lo más naturales posible, que sean respetuosos con el medio ambiente y, desde luego, nunca aquellos que hayan sido testados en animales, por respeto al mundo animal. Se debe acabar con la experimentación en animales de laboratorio, que son sometidos a toda clase de crueles e inútiles barbaridades.

Así, con la mente y el espíritu dispuestos a comenzar la elaboración de los cosméticos naturales, se ofrecen los siguientes consejos:

- Reservar un espacio de la casa para la conservación de los ingredientes. De esta manera, esta actividad no entorpecerá otras.
- Tras lavarlos, guardar en la cocina los frascos y las botellas que se hayan para que sirvan de envase a los cosméticos.
- Una vez envasado cada producto, ponerle una etiqueta con el nombre, ingredientes y su fecha de elaboración.
- Tirar a la basura cualquier producto que haya caducado, que presente mal aspecto o que no sea beneficioso para la piel.
- Aprovechar los días en los que se dispone de más tiempo y creatividad para elaboraciones múltiples.

Las ventajas de adoptar este nuevo estilo de vida no sólo favorece a la salud de la piel y del cuerpo en general, sino también al medio ambiente, a la economía del hogar y al crecimiento personal.

INGREDIENTES BÁSICOS

Esta tabla contiene algunos de los productos que, por su alto contenido en propiedades beneficiosas y su versatilidad a la hora de conseguir el producto final, son los más empleados en cosmética natural:

PRODUCTO	VARIEDADES	DESCRIPCIÓN
Aceites	De aguacate, oliva, sésamo, neem, coco, semilla de cereza, semilla de pepino, pepita de uva...	Hidratan y nutren la piel. Se utilizan para la elaboración de casi todos los cosméticos naturales.
Aceites esenciales	De mandarina, limón, lavanda, jazmín, pimienta, menta, incienso...	Cada uno de ellos aporta beneficios diversos al organismo. Además poseen un buen aroma cuyo efecto sobre el ánimo está comprobado.
Alimentos	Frutas, vegetales y lácteos	Son una fuente de vitaminas y proteinas que alimenta la piel.
Cera	De abejas, jojoba, almendras...	Mezclada con aceites y otros líquidos, da cuerpo creando una crema uniforme.
Mantecas	De cacao, mango, karité...	Son la base de muchos cosméticos. Aportan vitaminas y nutrientes e hidratan la piel.
Plantas	Manzanilla, tomillo, romero, lavanda, caléndula, té verde...	Cada planta posee un poder particular que, aplicado sobre la piel, se transmite a las capas superficiales llegando, en algunos casos, a la musculatura.

Cada ingrediente natural es una fuente de vitaminas, minerales, proteínas y/u otros nutrientes que, al entrar en contacto con la piel, propician diversos procesos celulares que la mantienen saludable. Para saber más sobre los efectos de las recetas, léase el apéndice II, "Lista de productos y sus beneficios" que se encuentra final del libro.

CULTIVO ECOLÓGICO

A diferencia de los productos normales, los de cultivo ecológico cuentan con la ventaja de no haber sido tratados con fertilizantes o pesticidas químicos. Por el contrario, quienes los producen, buscan en todo momento desarrollarlos bajo un entorno y condiciones lo más similares posibles a las de la naturaleza.

En lo que respecta a la cosmética, es importante saber que junto con el producto que deseamos aplicar no estamos también depositando sobre nuestra piel ningún agente químico, como podría ser un pesticida por eso, a la hora de comprarlos, conviene verificar que tengan el correspondiente sello que garantiza su cultivo ecológico o biológico.

También deberíamos tener en cuenta, en la medida que se pueda, la certificación de comercio justo porque eso significa que los productos han sido comercializados protegiendo los derechos de los trabajadores. En especial de los trabajadores del tercer mundo que en muchas ocasiones son explotados y contratados en unas condiciones casi de esclavitud y degradantes para un ser humano. Como consumidores tenemos el poder para contribuir a cambiar esta situación de extrema injusticia en un mundo que cada vez tiende más a aumentar las diferencias de riqueza entre las naciones y entre los seres humanos. No podemos cerrar los ojos ante las realidades del mundo actual.

Si encaramos esta tarea con el propósito de crecer y embellecernos en todos los sentidos, no podemos dejar de lado ciertas consideraciones que atañen a la belleza interior.

LAS PARTES DEL CUERPO

Cada tipo de cosmético está asociado a la zona corporal en la que va a ser aplicado. Una crema facial, por ejemplo, es demasiado suave para usarla sobre las piernas en tanto que una corporal es excesivamente potente y espesa como para aplicarla sobre la zona del rostro, cuello y escote. Es muy importante tener esto en cuenta ya que la piel que envuelve todo el cuerpo comprende diferentes grosores que determinan, también, una distinta capacidad de absorción. Se puede distinguir las pieles más finas en el empeine, las manos, la cara, el cuello y el escote y las más gruesas en el resto de las zonas corporales.

Hay zonas de la cara cuya piel es mucho más frágil que la del resto del cuerpo, razón por la cual necesitan unas cremas específicas, particularmente suaves. Estas zonas son el contorno de ojos y el de los labios. En el extremo opuesto tenemos la piel más gruesa en codos, rodillas y plantas de los pies y de las manos de modo que en esos lugares podemos emplear tratamientos más agresivos (como, por ejemplo, la piedra pómez).

LOS CINCO PASOS ESENCIALES

Los productos se aplican en un orden:

1. Limpieza diaria (aguas y baños preparados, jabones, geles, champús, desmaquillante)

2.   Tonificación (tónicos astringentes; tónicos capilares)

3.   Hidratación (aguas y cremas)

4.   Nutrición (cremas)

5.   Limpieza profunda. Aplicación esporádica (arcillas y exfoliantes)

Para mantener una piel sana y joven estos cinco pasos son esenciales deben realizarse en el orden mencionado. Primero se lava la zona; después, si se trata de la zona facial, se cierran los poros de la piel con un tónico astringente con objeto de uniformarla antes de aplicar las cremas; con la piel seca se aplica una crema hidratante y, como último paso, se aplica una crema nutritiva. Además, una vez a la semana más o menos, se lava la piel profundamente y después se la tonifica, hidrata y nutre tal y como se hace habitualmente.

capítulo 1

PRODUCTOS
LIMPIADORES

El primer paso a tener en cuenta durante el cuidado, tanto de la piel facial como corporal, es su limpieza. Sin este paso previo no se remueve el cúmulo de suciedad y bacterias que se depositan en su superficie lo cual impide le impide oxigenarse adecuadamente. Al aplicar un producto sobre una piel sucia, ésta no puede recibir sus beneficios ya que su absorción queda limitada. El resultado se traduce en problemas como sequedad cutánea, caspa, exceso de grasa, granos y espinillas, hongos, arrugas, infecciones y un largo etcétera.

Entre los cosméticos destinados a la limpieza que se emplean en la sociedad moderna se pueden citar: aguas preparadas, jabones, geles, champús, exfoliantes y desmaquillantes. Todos estos cubren de pies a cabeza las necesidades del día a día y, según los ingredientes que los formen, aportan unos beneficios u otros. Por esta razón importante conocer las propiedades de los elementos a fin de jugar con ese conocimiento y darle a la piel, en cada momento, los nutrientes que necesita.

A continuación se describen unas recetas sencillas para elaborar en el hogar productos de limpieza facial y corporal y se describen en ellas los beneficios que aportan.

AGUAS Y BAÑOS

El agua es un agente básico y esencial para el lavado de la piel ya que está considerada como *disolvente universal;* es decir, en él se diluyen una amplia variedad de sustancias de modo que al lavarse puede arrastrar fácilmente la suciedad y, además, aportar oxígeno. Si al agua se le añaden ingredientes con propiedades bactericidas, fungicidas, hidratantes, relajantes o reafirmantes, por ejemplo, los beneficios que otorga se multiplican.

Agua matinal

Por la mañana, el nuevo día pide que entremos de lleno en nuestros quehaceres diarios. Para ello se recomienda lavar el rostro con agentes limpiadores naturales que quiten la suciedad acumulada durante las horas de sueño y que, además, resulte refrescante y vigorizante para estimular la mente y apartarla del sueño.

Ingredientes: agua mineral, manzanilla, aceite esencial

de mandarina, aceite esencial de árbol de té

Preparación: llevar a ebullición medio vaso de agua mineral y añadirle una cucharadita de manzanilla. Apartar del fuego, tapar durante cinco minutos y colar. Dejar templar un poco y añadir a este preparado una gota de aceite esencial de mandarina y otra de aceite esencial de árbol de té.

Modo de empleo: lavar el rostro, cuello y escote con ayuda de un algodón o esponja facial.

Agua suavizante, iluminadora y reafirmante

A veces la piel facial, sobre todo las maduras, necesitan que los cosméticos la realcen, suavicen e iluminen. Con el preparado que se explica a continuación se consiguen estos beneficios sin necesidad de cremas caras y sin pérdida de tiempo ya que se aplica con el mismo gesto y con la misma facilidad con la que se lava la cara.

Ingredientes: agua destilada, aceite de ricino, aceite esencial de cedro, aceite esencial de incienso, agua de rosas, yogurt natural

Preparación: calentar ligeramente 125 ml de agua destilada, 125 ml de agua de rosas y una cucharada de aceite de ricino removiendo constantemente la mezcla con un palito de madera. Una vez apartada del fuego, echar una cucharadita de yogurt natural -mejor si es de cultivo ecológico-, dos gotas de aceite esencial de incienso y una gota de aceite esencial de cedro removiendo bien a continuación.

Modo de empleo: lavar el rostro, cuello y escote, masajeando suavemente la zona con ayuda de una algodón o esponjilla facial.

Se recomienda utilizarla una vez al mes en cutis jóvenes, a diario sobre cutis maduros (a partir de los treinta años de edad) y en aquellas ocasiones especiales que requieran una imagen óptima.

Agua pieles grasas

Las pieles cuyas glándulas producen más grasa de lo habitual necesitan tratamientos que regulen esta excesiva secreción con el fin de evitar los incómodos brillos, granos y espinillas, puntos negros, etc.

Esta receta de agua limpiadora utiliza productos antibacterianos, refrescantes y que limpian la piel en profundidad. Al contrario que la mayoría de productos comerciales, esta receta no contiene alcohol, con lo cual se evita resecar y estropear la piel sensible del rostro.

Ingredientes: agua destilada, aceite esencial de lavanda, aceite esencial de árbol de té, sal rosa fina del Himalaya

Preparación: echar en medio vaso de agua destilada dos gotas de aceite esencial de lavanda, tres gotas de aceite esencial de árbol de té y una cucharadita bien llena de sal rosa fina del Himalaya. Remover bien y lavar la cara con una esponjilla facial empapada de este preparado.

Modo de empleo: lavar el rostro ella dos veces al día: por la mañana y por la noche. Se recomienda complementarla con la aplicación de un tónico astringente que cierre los poros y con una mascarilla limpiadora semanal.

Baño de pies fungicida

La aparición de hongos en los pies puede darse por varias razones, entre ellas situaciones tan cotidianas como haber utilizado una ducha pública sin calzar chanclas, llevar un calzado demasiado apretado donde la sangre no circula bien o como producto de una sudoración excesiva que promueve la extensión de las bacterias que se alimentan de ella.

Cuando los hongos ya se han manifestado en los pies -lo cual se puede observar rápidamente porque la piel de la planta está blanquecina- hay que lavar la zona con todos los días con un agua que contenga ingredientes antisudoríficos, bactericidas y fungicidas.

Ingredientes: agua mineral, sal de mar, tomillo, manzanilla, canela, vinagre de manzana o de sidra

Preparación: realizar una decocción con 50 gramos de tomillo y dos cucharadas de manzanilla en medio litro de agua mineral durante un cuarto de hora. Sin necesidad de colar las hierbas, añadir medio litro de vinagre de manzana, un puñadito de sal marina y otro de canela en polvo. Echar la mezcla en un barreño y sumergir en ella los pies.

Modo de empleo: lavar los pies por la mañana y por la noche, en baños de entre diez y veinte minutos.

Baño revitalizante

El cuerpo se carga y descarga de energía a intervalos relacionados con las actividades diarias, el estado de ánimo y la salud. Cuando el cuerpo está cargado de vitalidad cualquier tarea se afronta con fuerza y carácter, pero hay momentos en los que se hace necesario dar un empuje energético al organismo, sobre todo cuando ha habido un desgaste excesivo ya sea por estrés, insomnio, largos horarios laborales, etc.

Uno de las formas de aportar esa energía consiste en bañarse en aguas preparadas con elementos que revitalicen los órganos y los sentidos.

Ingredientes: agua mineral, tomillo, aceite esencial de menta piperita, aceite esencial de limón

Preparación: realizar una decocción con un puñado de tomillo en medio litro de agua mineral durante quince minutos. Colar y dejar enfriar. Añadir diez gotas de aceite esencial de menta piperita y otras diez de aceite esencial de limón.

Modo de empleo: Echar la mezcla preparada al agua de baño. Si se toma una ducha, usarla templada dejándola caer por el cuerpo.

Esta es una receta especialmente indicada para esos momentos en los cuales nos abruma el cansancio, aunque también se puede emplear cualquier día por la mañana para preparar el cuerpo y la mente con el fin de afrontar una dura jornada.

Baño relajante

Distender la mente y el cuerpo es uno de los objetivos más deseados por la mayor parte de la gente que vive en el mundo moderno. Todos sufrimos irremediablemente la velocidad con la que suceden las cosas y ese ritmo enloquecido da lugar a tensiones dolorosas y perjudiciales.

Para relajarlas conviene darse un baño específico que suavice el nivel de tensión, tanto muscular como mental, operando a través de la temperatura del agua y de los elementos naturales añadidos. Con ello se logra la armonía exterior y exterior, necesarias para un buen descanso.

Ingredientes: agua de mar purificada, sal rosa del Himalaya gruesa, tomillo, albahaca

Preparación: llevar a ebullición medio litro de agua de mar purificada y añadirle dos cucharadas de tomillo y tres de albahaca. Tapar y dejar reposar cinco minutos. Echar esta agua preparada al agua del baño junto a un puñado de sal gruesa rosa del Himalaya.

Modo de empleo: para potenciar los efectos de este baño se recomienda tomarlo con una luz tenue -mejor si es con velas-, empleando agua bastante caliente. Conviene guardar silencio para poder escuchar la propia respiración, o escuchar una música muy tranquila que favorezca la relajación.

Veinte minutos serán suficientes para que los productos empleados, el calor y la actitud, obren sus efectos.

Baño reafirmante

Con la edad, al mismo tiempo que se pierde tono muscular la piel también tiene cada vez menos elasticidad y se vuelve fláccida, pero existen varias formas de conservar la juventud corporal, entre las que cabe mencionar el ejercicio cotidiano y la aplicación de productos con efecto reafirmante. No sólo las personas mayores necesitan reafirmar sus tejidos; también deben hacerlo aquellas que han seguido una dieta de adelgazamiento o las que han tenido un embarazo ya que en estos casos, el cuerpo necesita ayuda para que sus tejidos adquieran el tono adecuado.

Las zonas donde se produce la mayor pérdida de firmeza son el rostro, la parte posterior de los brazos, el pecho, el vientre y los glúteos. Para combatir este problema existen cremas reafirmantes (expuestas en el capítulo XXXX), pero también baños de inmersión preparado con productos reafirmantes en los cuales todo el cuerpo, al sumergirse, está en contacto con ellos.

Ingredientes: manzanas, vino espumoso tipo Lambrusco, aceite esencial de cedro

Preparación: licuar 2 k de manzanas y echar el líquido resultante al agua de baño junto a una botella de vino tipo espumoso y unas cinco gotas de aceite esencial de cedro por cada litro de agua. Para completar el tratamiento, colocar en forma de mascarilla facial los restos de manzana de la licuadora.

Modo de empleo: colocarse la mascarilla de manzana y permanecer en el agua unos quince o veinte minutos.

JABONES

El jabón de tocador o pastilla de jabón que se emplea generalmente para lavarse las manos, constituyó una industria próspera hacia el siglo VI de nuestra era. En este periodo se comercializaba el jabón de Castilla iniciado por los musulmanes, pero fue durante la Edad Media cuando su uso tuvo una gran popularidad. Antaño, era esta forma sólida la que se empleaba para lavar no sólo el cuerpo sino también la ropa y todo tipo de objetos, pero en la actualidad ha sido generalmente sustituido por detergentes y jabones líquidos.

En este capítulo se exponen dos métodos diferentes de elaborar pastillas de jabón: el método de saponificación y el llamado "derretir y verter". El primero mucho más difícil y peligroso que el segundo, que es muy sencillo ya que no consiste en crear jabón sino en mezclar el que ya ha sido fabricado con ingredientes que aporten beneficios a la piel, aroma, etc.

Las recetas que se dan a continuación muestran ambas elaboraciones; en ellas se puede apreciar su gran diversidad de perfumes así como los beneficios que se pueden obtener cambiando simplemente los ingredientes y sin alterar el uso de los elementos básicos (sosa cáustica y aceite o jabón de glicerina compacto).

Método con sosa caústica

Con este método se elaboran bandejas de jabón a las que hay que cortar en unidades más pequeñas. La razón de ésto es que como el método es un tanto peligroso, resulta conveniente realizar cantidades mayores y así evitar repetir el proceso.

Durante la elaboración del jabón hay que prestar mucha atención a:

• no inhalar los humos de las reacciones producidas durante la mezcla del líquido y la sosa caústica;

• cubrir las manos con guantes de cocina largos;

• no invertir el orden de las instrucciones: verter siempre la sosa caústica sobre el líquido y no al revés;

• y asegurase de usar un palo de madera lo suficientemente largo para remover los ingredientes.

Jabón hidrante para pieles secas

Los jabones hidratantes son ideales para las pieles más secas porque reestructuran la capa de agua y grasa con la que deben alimentarse las células de la epidermis para constituir un tejido elástico y otorgar un aspecto saludable.

Se debe recordar que la hidratación es esencial para el cuerpo pues estamos formados por un 70% de agua. Por ello, quienes tienen una piel del tipo seco necesitan dosis diarias de hidratación y nutrición a fin de que recuperen el nivel normal de aguas y grasas.

No obstante, las pieles de tipo normal y graso también necesitan hidratarse regularmente, sobre todo si se vive en un clima seco, aunque no es conveniente aplicarles los productos diseñados específicamente para pieles secas ya que éstos contienen un exceso de grasa que, a la larga, podría resultarles perjudicial.

Ingredientes: sosa caústica, aceite de aguacate, agua de rosas, leche (opcional)

Con los guantes de cocina puestos y tomando la mayor distancia posible del preparado para que no salpique al cuerpo o a la cara, echar un litro de agua de rosas templado (o medio litro de agua de rosas y medio de leche entera) en un cubo de plástico. Verter sobre él 200 g de sosa caústica muy lentamente, removiendo constantemente con un palo de madera y en la misma dirección. Este producto es corrosivo y es muy importante hacerlo siguiendo estos pasos ya que, si el líquido se echa sobre la sosa, ésta podría tener una reacción violenta y salpicar.

Cuando se ha preparado esa mezcla añadirle, siempre poco a poco, 1 l de aceite de aguacate removiendo constantemente y del mismo modo durante una media hora o hasta que la mezcla haya endurecido bastante.

Echar la preparación sobre una bandeja alta y dejar reposar durante dos días. Cuando esté firme, cortarla en varias unidades de jabón y dejar reposar las pastillas un mes hasta utilizarlas.

Jabón hidratante para pieles grasas

Ingredientes: sosa caústica, agua mineral, tomillo, aceite de sésamo, aceite esencial de árbol de té

Preparación: hacer una decocción de un litro de agua mineral con cinco cucharadas de tomillo durante diez minutos. Echar el líquido sin colar en un cubo de plástico y, con los guantes de cocina puestos y en una posición de seguridad, añadir 200 gramos de sosa caústica poco a poco, removiendo con un palo de madera largo. Añadir un litro de aceite de sésamo despacio, siempre removiendo; dejar caer dentro una media de treinta gotas de aceite esencial de árbol de té y media hora después o cuando haya endurecido bastante el jabón, verter la mezcla sobre una bandeja profunda y acabar el proceso siguiendo la receta anterior.

Jabón hidratante para pieles normales

Ingredientes: sosa caústica, aceite de almendras dulces, manzanilla, agua mineral

Preparación: llevar a ebullición un litro de agua mineral y añadirle dos puñados de flores de manzanilla. Tapar la infusión y, pasados diez minutos, echar el agua junto con las flores en un cubo de plástico. Añadirle con mucha precaución 200 gramos de sosa caústica removiendo la mezcla lentamente hasta disolver la sosa. Verter en ella, y poco a poco, un litro de aceite de almendras dulces.

Continuar removiendo en la misma dirección durante media hora o hasta que endurezca la pasta.

Terminar el jabón según se indica en la primera receta.

Método con jabón de glicerina

Se puede hacer un jabón igualmente eficaz y de una forma mucho más sencilla partiendo de un jabón base, en este caso de jabón compacto de glicerina. Éste es un agente jabonoso totalmente neutro, hidratante y de origen vegetal.

Para la elaboración de los jabones de glicerina son necesarios varios objetos: cazos de cocina y fuego o microondas y moldes de jabón o un molde de silicona.

Jabón de chocolate blanco

El aroma a chocolate de este jabón es penetrante y su aspecto se asemeja a un bombón blanco, pues la manteca de cacao puro es color amarillento. Tiene propiedades hidratantes, emolientes, nutritivas y antioxidantes.

Ingredientes: jabón de glicerina compacto neutro transparente, manteca de cacao pura, colorante blanco para jabón, aceite de girasol, molde de silicona

Preparación: derretir al baño maría o en el microondas 100 g de jabón de glicerina compacto, neutro y transparente, y derretir del mismo modo un trozo de 20 g de manteca de cacao pura. Mezclar ambos ingredientes, añadir rápidamente dos gotas de colorante blanco para jabón y volcar la mezcla sobre un molde de silicona engrasado con aceite de girasol.

Dejar enfriar.

Jabón floral

Uno de los jabones aromáticos más gratificantes a la hora de fabricarlos son los de flores. La gracia de éstos es que pueden ser de numerosos olores, según las flores que se utilicen y que también permiten hacer mezclas de aromas. Los más populares son los de rosa, jazmín, lavanda, gardenia y azahar. La receta que se detalla a continuación se ha utilizado aceite esencial de jazmín, pero del mismo modo puede emplearse una amplia variedad de esencias, al gusto de cada uno.

Ingredientes: jabón de glicerina compacto, neutro y transparente; manteca de karité; aceite esencial de jazmín; molde de silicona

Preparación: derretir a baño María 100 g de jabón de glicerina compacto, neutro y transparente con 20 g de manteca de karité. Remover la mezcla a medida que los componentes se van fundiendo y, cuando lo hayan hecho, añadir diez gotas de aceite esencial de jazmín removiendo para conseguir una mezcla homogénea.

Jabón antiséptico

Uno de los jabones que más fama ha cobrado es el jabón antiséptico, que se emplea sobre todo en los baños y las cocinas pues tiene el poder de eliminar gérmenes.

Ingredientes: jabón de glicerina compacto, neutro y transparente; canela: aceite esencial de clavo; aceite de tomillo y molde de silicona

Preparación: derretir 100 gramos de jabón de glicerina compacto neutro transparente al baño María o en el microondas y añadirle una cucharada de aceite de tomillo, otra de canela en polvo y cinco gotas de aceite esencial de clavo.

Remover bien la mezcla y echarla en un molde de silicona engrasado con aceite de tomillo.

Cuando esté completamente frío se puede utilizar.

Jabón de almendras

Este jabón es muy hidratante y suave, por lo que es un producto especialmente recomendado para pieles secas y sensibles. El resultado que con él se obtiene es excelente.

Ingredientes: jabón de glicerina compacto, neutro y transparente; aceite de almendras dulces; extracto de almendra.

Preparación: derretir 100 g de jabón de glicerina compacto, neutro y transparente al baño María y añadirle una cucharada de aceite de almendras dulces y una cucharadita de extracto de almendras. Remover la mezcla y echarla en un molde de silicona engrasado con aceite de almendras.

Dejarlo enfriar antes de usarlo.

Jabón de frutas del bosque

Éste es un jabón cargado de antioxidantes que proporcionan una excelente hidratación a la vez que nutren la piel. Por su aroma dulce suele ser el favorito entre los más pequeños.

Ingredientes: jabón de glicerina compacto, neutro y transparente; aceite de semillas de fresa; aceite esencial de frambuesa; arándanos

Preparación: derretir 100 g de jabón de glicerina compacto, neutro y transparente al baño María y añadirle una cucharada de aceite de semillas de fresa, tres gotas de aceite esencial de frambuesa y el jugo de un puñado de arándanos. Remover bien, echar en un molde de silicona engrasado con aceite de pepita de fresa y enfriar completamente.

GELES DE DUCHA Y BAÑO

Para lavar el cuerpo en la ducha o el baño lo habitual es utilizar un jabón semilíquido o un gel, pues este tipo de textura facilita su distribución a lo largo del cuerpo.

Aunque el gel es un producto de uso diario cuya función básica es la de eliminar la suciedad corporal, también se le pueden añadir otros ingredientes que proporcionen diversos beneficios, como por ejemplo mejorar el estado de ánimo, perfumar la piel, regular problemas dermatológicos, etc. Su fabricación casera es muy sencilla; basta con seguir estos dos pasos:

- *Elegir una base de jabón neutro corporal natural.* Uno de los más recomendados es el denominado jabón de Castilla líquido ya que tiene como base el aceite de oliva o algún otro sucedáneo natural (aceite de pepita de uva, de hemp, etc.).

- *Añadir ingredientes vegetales.* Estos ingredientes, que pueden ser aceites, fruta, plantas, extractos, etcétera, se consiguen los beneficios específicos.

También se puede elaborar el jabón de baño sin ayuda de un gel comercial, pero en este caso, aunque tienen la ventaja de ser cien por ciento naturales, se pierde intensidad de espuma y de cremosidad.

Las recetas de geles de baño y ducha que se ofrecen a continuación, cubren las dos versiones:

Geles de base comercial

Gel para pieles sensibles

La piel, especialmente la de los niños, es propensa a sufrir problemas dermatológicos por ello el jabón que se emplee debe ser muy suave y contener los elementos que la preparen para protejerse de los agentes exteriores más agresivos.

Ingredientes: jabón líquido neutro infantil tipo jabón de Castilla, miel de Manuka, manteca de karité, manteca de cacao, aceite de pepitas de uva

Preparación: derretir al baño María o en el microondas tres cucharadas de manteca de karité y una cucharadita de manteca de cacao. Apartar del fuego, disolver una cucharada de miel de Manuka y añadir 125 ml de aceite de pepitas de uva. Remover continuamente durante un par de minutos y mezclar con un vaso de jabón líquido neutro infantil.

Gel para pieles secas

La piel presenta signos de deshidratación en cuanto su nivel de humedad ha bajado: pierde suavidad, elasticidad y brillo; presenta escamas blancas y enrojece rápidamente. Ante este caso, lo que se debe hacer es hidratarla intensivamente con los cosméticos naturales apropiados.

Ingredientes: jabón líquido neutro tipo jabón de Castilla, miel de Manuka, aceite de girasol, aceite de aguacate

Preparación: calentar en un cazo a fuego lento medio vaso de aceite de girasol y dos cucharadas de aceite de aguacate. Derretir en ellos una cucharada de miel de Manuka. Remover bien y apartar del fuego. Seguir removiendo hasta que baje de temperatura y mezclar el preparado con un vaso de jabón líquido neutro.

Gel para pieles grasas

La mejor manera de solucionar la excesiva producción de grasa en la piel consiste en proporcionarle diariamente productos que tengan la capacidad de controlar las glándulas sebáceas. Los geles comerciales, por lo general exigen su uso cotidiano ya que sólo retirar la grasa existente o inhiben sólo momentáneamente su producción.

Ingredientes: jabón líquido neutro tipo jabón de Castilla, aceite esencial de incienso, aceite esencial de mirra

Preparación: mezclar en medio vaso de jabón líquido neutro tipo Castilla cinco gotas de aceite esencial de incienso y otras cinco de aceite esencial de mirra. Remover bien los ingredientes y utilizar toda la cantidad sobre el cuerpo durante la ducha o el baño.

Geles con base vegetal

Gel de clavo, jengibre y canela

Entre los beneficios que nos brindan ciertas plantas, uno de los más estimados con relación a la cosmética es la acción antiparasitaria y fungicida de algunas especies. Sobre la piel se depositan y crian diversos gérmenes y microbios que, en ocasiones, ya sea por una sudoración superior, por el contacto con lugares muy sucios o con animales o personas enfermas tienden a multiplicarse a mayor velocidad. En estos casos es necesario lavar la piel con un producto capaz no sólo de eliminar la suciedad sino, también, combatir los microorganismos.

Ingredientes: raíz de saponaria, aceite esencial de canela, raíz de jengibre, clavo

Preparación: hacer una infusión con 25 g de raíz de saponaria, un puñado de raíz de jengibre cortado en trozos pequeños y un puñadito de clavo en medio litro de agua. Dejarla reposar tapada durante una hora y, pasado el tiempo, colar y añadir diez gotas de aceite esencial de canela.

Modo de empleo: agitar bien antes de utilizarlo como gel de ducha. Aplicar esta agua jabonosa con ayuda de una esponja para arrastrar mejor la suciedad.

Gel refrescante matinal

Los geles matinales deben cumplir ciertos requisitos; su acción debe despertar los sentidos, refrescar la piel, vigorizar el cuerpo y proteger al individuo de las agresiones medioambientales y de las diversas reacciones corporales que se producen durante la jornada. Son productos refrescantes que resultan muy eficaces a la hora de combatir el cansancio, cuando las fuerzas se han agotado y aún quedan tareas que realizar. Una ducha empleando este tipo de limpiador, ayuda a continuar con más energías.

Ingredientes: raíz de saponaria, aceite esencial de limón, aceite esencial de menta piperita, flores de lavanda, romero

Preparación: hervir medio litro de agua y dejar en infusión un puñado de flores de lavanda, 25 g de raíz de saponaria y una cucharada de romero durante media hora. Tras colarla, añadirle agua cinco gotas de aceite esencial de menta piperita y diez gotas de aceite esencial de limón.

Modo de empleo: frotar todo el cuerpo con esta agua jabonosa. Para obtener un mayor beneficio, se recomienda untarse con ella la yema de los dedos y masajear las sienes y entrecejo. Los principios activos de sus componentes ayudarán a despejar la mente.

Gel reafirmante

La juventud que se desprende de la propia imagen está íntimamente relacionada con la firmeza de los tejidos que conforman el cuerpo ya que, con el paso del tiempo, los músculos pierden tono afectando enormemente a la silueta. Otro tanto ocurre con la piel: se transforma perdiendo elasticidad y, sobre todo, luminosidad.

Para retrasar estos signos del envejecimiento existen elementos naturales que, usados frecuentemente a partir del principio de la madurez, tonifican el cuerpo y conservan la piel tersa y luminosa.

Ingredientes: raíz de saponaria, romero y aceites esenciales de incienso, ciprés y geranio

Preparación: hacer una infusión con 25 g de raíz de saponaria y una cucharada de romero en medio litro de agua, hirviéndola durante media hora. Colar y añadir cinco gotas de aceite esencial de incienso, tres gotas de ciprés y otras tres de geranio.

Modo de empleo: para un mayor efecto reafirmante, aplicar este gel sobre el cuerpo con ayuda de un guante de micromasaje. Enjuagar alternando chorros de agua fría y caliente.

CHAMPÚS

Dentro del capítulo de higiene personal no puede faltar un apartado especial que cubra la salud del cabello, pues éste se encuentra en una zona cuya piel es diferente a la del resto del cuerpo. El cuero cabelludo tiene unas características muy particulares debidas a la producción de la grasa, a los atributos y peculiaridades del pelo, de ahí que para subsanar las diferentes distintas afecciones que pueda presentar sea necesario recurrir a unos productos reguladores específicos que tengan en cuenta estas características especiales..

Las empresas líderes en cosmética de peluquería consiguen que los cabellos obtengan rápidamente un aspecto u otro (rizos perfectos, cabellos lisos, volumen, etcétera) a base de fórmulas químicas, aunque sea ésta una manera agresiva tanto para las células como para el medio ambiente. Sin embargo, estos mismos resultados espectaculares pueden obtenerse con fórmulas en las que únicamente se emplean productos naturales. El resultado es que no sólo tratan al cabello con suavidad y eficacia sino que, también, son completamente biodegradables con lo cual no tienen una carga nociva sobre el medioambiente.

Las recetas de champús que se dan a continuación son completamente naturales pues, tienen como base la infusión de la planta jabonera o saponaria en lugar de un jabón neutro comercial.

Champú anticaspa

A veces el cuero cabelludo se descama dando lugar a la antiestética y molesta caspa. Entre los principales factores que determinan su aparición puede citarse la sequedad excesiva del cuero cabelludo o, por el contrario, la excesiva producción de grasa; sin embargo, ambos problemas son sólo síntomas de un mal funcionamiento de las glándulas cebáceas. La causa más común del escaso o excesivo trabajo de estas estructuras capilares es el estrés. La tensión nerviosa suele ser la chispa que enciende el fuego y que genera diversas dolencias de tipo psicosomático: psoriasis, caspa, dermatitis, rojeces, etc.

Los productos corporales naturales, tanto de uso externo como champús, aguas preparadas, geles, etc. son eficaces a la hora de combatirlas, pero siempre conviene, además, emplear también productos específicos de uso interno tales como infusiones, caldos, etc.

Ingredientes: raíz de saponaria, tintura de neem, hojas de laurel

Preparación: dejar en infusión toda la noche 50 g de raíz de saponaria y diez hojas de laurel en un litro de agua mineral hervida. Al día siguiente, colar y añadir cinco gotas de tintura de neem. Agitar bien antes de usar.

Indicaciones: apto para todo tipo de cabello.

Champú cabellos sedosos

Un pelo sano desde la raíz hasta las puntas es muy fácil de conseguir; sólo habrá que brindarle los adecuados cuidados. Es preferible cortarlo poco y a menudo, aplicarle sólo ingredientes naturales, masajear bien el cuero cabelludo durante el lavado y aplicarle tónicos capilares. Completa esta rutina la ingestión de alimentos ricos en vitaminas, en sustancias beneficiosas para todo el organismo.

El cabello sedoso es muy suave al tacto porque tiene balanceados los niveles de hidratación y nutrición. Esto se consigue siguiendo los consejos anteriores y empleando un champú especialmente hidratante y nutritivo, como el que se expone a continuación.

Ingredientes: raíz de saponaria, zumo de aloe vera, extracto de almendra, aceite de almendras dulces, cola de caballo, limón

Preparación: dejar en infusión toda la noche una cucharada de cola de caballo y 50 g de raíz de saponaria en tres vasos de agua mineral. Al día siguiente, añadir medio vaso de zumo de aloe vera, una cucharadita de aceite de almendras dulces, medio limón natural exprimido y cinco gotas de extracto de almendra. Agitar bien la mezcla antes de usar.

Indicaciones: apto para cabellos normales o secos.

Champú aclarante

Las partículas que se acumulan cuando por diversas razones no ha sido posible lavar el cabello, así como los productos químicos como el cloro de las piscinas o los tintes para cabello son más difíciles de eliminar que la suciedad que se acumula normalmente. Para estos casos se recomienda utilizar un champú más potente que elimine cualquier resto químico o suciedad incrustada. Este tipo de champú aclara el cabello, de modo que una fórmula excelente para quien desee tenerlos más claros.

Ingredientes: raíz de saponaria, pomelo, manzanilla, aceite de macadamia

Preparación: llevar a ebullición un litro de agua mineral y hacer una infusión de 50 g de saponaria y tres cucharadas de flores de manzanilla, dejándola hervir una hora. Colar y añadir el jugo de un pomelo grande y media cucharada de aceite de macadamia. Agitar muy bien antes de usar.

Indicaciones: apto para todo tipo de cabellos.

Champú oscurecedor

El efecto abrasador del sol y los agentes químicos producen efectos indeseados; aclaran los cabellos y hacen que aparezcan reflejos cobrizos en los cabellos más oscuros y tonos pajizos en los claros. Para evitar que el cabello se decolore es importante evitar su contacto directo con los rayos solares, sobre todo a medio día, y aplicar sobre ellos productos naturales que les protejan de los rayos uva y de los diversos agentes químicos.

Ingredientes: raíz de saponaria, hojas de nogal, té verde, aceite de cacahuete

Preparación: dejar en infusión 50 g de raíz de saponaria, un puñado de hojas de nogal y dos cucharadas de té verde en un litro de agua mineral durante toda la noche. Al día siguiente, colar y añadir una cucharada de aceite de cacahuete. Agitar bien antes de usar.

Indicaciones: apto para cabellos normales y secos. Para cabellos grasos, rebajar la cantidad de aceite a la mitad.

EXFOLIANTES

Dentro de la gama de productos de limpieza para la piel los exfoliantes son los que actúan con mayor profundidad. Su tacto es rugoso porque contiene un elemento granulado, el agente exfoliante, que con su acción mecánica arranca la suciedad más profunda y las células muertas al ser frotado sobre la piel. También hay ingredientes que en lugar de exfoliar la piel por arrastre lo hacen a través de enzimas que producen una exfoliación química natural.

La exfoliación supone una agresión leve y necesaria de la piel, por tal razón sólo debe realizarse esporádicamente. Lo usual es hacerlo alrededor de una vez por semana, aunque todo depende de la fuerza del agente exfoliante y de la piel del consumidor. La piel masculina, por ejemplo, es más gruesa que la femenina y soporta mejor las limpiezas profundas; también las necesita más a menudo.

Entre los exfoliantes más utilizados están los faciales, los corporales de pies y manos, codos y rodillas y los capilares. Como son productos que una vez efectuada su acción son retirados con agua, se recomienda usarlos en la ducha para no manchar.

Lo más recomendable es emplearlos una vez por semana y, de ser posible, antes de extender una mascarilla semanal ya que cuanto más limpia se encuentre la piel mejor serán absorbidos sus principios activos.

Exfoliante facial hidratante

Una piel limpia e hidratada es sinónimo de juventud pues está tersa, suave y resplandeciente. Se recomienda esta receta de limpieza profunda a personas de todo tipo de piel, con un uso limitado a una vez por semana ya que el exfoliante físico que contiene, es fuerte.

Ingredientes: arroz molido, aceite de ricino, agua de

rosas

Preparación: mezclar en un cuenco tres cucharadas de arroz molido y una cucharada de aceite de ricino. Cubrir con agua de rosas y remover bien durante tres minutos. Aplicar suavemente sobre el rostro con pequeños movimientos circulares, haciendo hincapié en la nariz y la barbilla y evitando el contorno de ojos. Retirar con agua fresca, a ser posible mineral.

Exfoliante facial intensivo

Cuando la acumulación de suciedad es mayor, ya sea por haber estado en contacto con ambientes muy contaminados o por no haber limpiado la piel profundamente en mucho tiempo, lo más probable es que hayan aparecido puntos negros en la zona de la nariz y la barbilla, y granitos en las mejillas y la frente. Para limpiar estos poros se recomienda lavar la zona durante varios días por la noche, antes de acostarse, con la fórmula que se da a continuación.

Es importante hacerlo de noche porque el ácido del limónm al entrar en contacto con los rayos solares puede dejar manchas en la piel.

Ingredientes: sal rosa fina del Himalaya, limón

Preparación: mezclar en un cuenco una cucharada de sal rosa fina del Himalaya y el jugo de un limón pequeño. Frotar suavemente el exfoliante sobre la cara mediante movimientos circulares.

Exfoliante facial floral

Las flores son una fuente de propiedades beneficiosas para la piel al igual que los aceites y las hierbas. Cuando se emplean como base de exfoliantes faciales sus beneficios se multiplican porque las flores actuan como un agente suave, muy apropiado para la piel del rostro. Al realizar su acción de forma moderada, se puede aumentar su uso hasta tres veces por semana.

Ingredientes: lavanda, manzanilla, caléndula, agua de rosas

Preparación: añadir a un vaso de agua de rosas una cucharadita de flores de lavanda molidas, manzanilla picada y caléndula. Remover bien y dejar reposar una hora. Aplicar sobre el rostro, cuello y escote mediante movimientos circulares. Aclarar con agua pura.

Exfoliante corporal anticelulítico

La celulitis está formada por depósitos de grasa que tienden a establecerse en algunas partes del cuerpo. La mala circulación, la falta de ejercicio físico y la obesidad son algunas de las causas de su origen, razón por la cual, si se quiere combatir eficazmente, el cosmético debe ser acompañado una dieta adelgazante, de gimnasia o de ambas, según el caso.

Ingredientes: café molido, espirulina, aceite de semilla de melocotón, algas, zumo de papaya

Preparación: hervir 15 g de algas en tres vasos de agua pura durante quince minutos, retirar del fuego y dejar enfriar. Mientras, mezclar un vaso de café molido, una cucharadita de espirulina, medio vaso de papaya y otro medio de aceite de semilla de melocotón. Dejar reposar media hora y meclar ambas preparaciones triturando previamente las algas. Remover bien y lavar con ello las zonas afectadas por celulitis usando un guante exfoliante de ducha.

Exfoliante corporal reafirmante

Junto al gel de ducha reafirmante expuesto anteriormente se puede emplear una vez por semana este exfoliante corporal reafirmante. Las ventajas que presenta es que, al limpiar, produce una mayor penetración de sus propiedades reafirmantes pues los poros quedan libres de obstáculos como la grasa, polbo u otros, y absorbe mejor cualquier producto.

Ingredientes: arroz, harina de maíz, avena, aceite esencial de mirra, aceite esencial de cedro

Preparación: echar dos vasos de agua mineral caliente en un recipiente junto a medio vaso de arroz. Dejar reposar cinco minutos y remover bien durante un dos minutos más. Añadirle al preparado medio vaso de harina de maíz y dos cucharadas de copos de avena triturados. Tras remover la mezcla durante dos minutos; añadirle cinco gotas de aceite esencial de mirra y otras cinco de aceite esencial de cedro. Remover una vez más a medida que se agrega la harina de maíz necesaria hasta convertir el producto en una masa espesa. Aplicar sobre el cuerpo con ayuda de un guante de ducha.

Exfoliante corporal muy hidratante

A los codos, rodillas, pies y manos les cubre una piel más fuerte y necesitan una limpieza e hidratación profunda especial a fin de evitar durezas y manchas oscuras. Por ello requieren productos más potentes, capaces de limpiarlos y nutrirlos eficazmente.

Ingredientes: aceite de coco, arroz molido, manteca de mango, azúcar gruesa sin refinar, azúcar muscovado

Preparación: derretir en un cazo tres cucharadas de manteca de mango con una cucharada de aceite de coco. Apartar del fuego y añadirle tres cucharadas de azúcar muscovado. Una vez que la mezcla esté fría, agregarle medio vaso de arroz molido y dos cucharadas de azúcar gruesa sin refinar, removiendo a fin de conseguir una crema homogénea.

Exfoliante capilar refrescante

El cuero cabelludo también es una piel que necesita limpiezas profundas pues en ella se acumulan grasas provenientes de las glándulas capilares y también bastante suciedad, ya que es una zona expuesta al exterior que no se suele cubrir con ropa. Esta piel es muy receptiva ya que en las capas profundas hay muchas terminaciones nerviosas; por eso, la aplicación de productos naturales sobre ella resulta adecuada para conseguir una amplia variedad de objetivos. Los de esta receta son limpiar la zona y refrescarla pero si, por ejemplo, se deseara relajarla en lugar de refrescarla, bastaría con sustituir la hierbabuena por flores de lavanda.

Ingredientes: semillas de lino, hierbabuena, extracto de almendra, miel

Preparación: dejar reposar por la noche un puñado de semillas de lino y una cucharada de hierbabuena cubiertos de agua mineral. Al día siguiente, calentar un vaso de agua mineral y disolver en él una cucharada de miel y tres gotas de extracto de almendra. Mezclar ambas preparaciones y lavar el cuero cabelludo masajeando la zona durante un mínimo de cinco minutos.

Desmaquillantes

A la hora de hablar de la limpieza del cutis es necesario recordar un factor que concierne a un gran número de mujeres: el maquillaje. Quienes lo usan, ya sea diariamente u ocasionalmente, suelen adquirir productos limpiadores cuyas fórmulas, una vez más, se basan en sustancias químicas. Sin embargo, la fabricación de un desmaquillante casero es sumamente sencillo y los resultados que con él se obtienen, inmejorables.

Desmaquillante facial

El maquillaje facial consta de una prebase y de una base de maquillaje propiamente dicha que consiste en un producto de color que cubre todo el rostro. A eso se suma el colorete sobre las mejillas, nariz, frente y barbilla, y el pintalabios.

Ingredientes: leche entera, yogurt blanco

Preparación: mezclar muy bien dos cucharadas de yogurt y cinco de leche entera. Retirar el maquillaje untando algodones en la mezcla y arrastrándolos suavemente por la zona maquillada.

Desmaquillante de ojos

Los productos básicos utilizados para maquillar los ojos son tres: sombras de colores, perfilador y máscara de pestañas. Como muchos de estos productos están elaborados a prueba de agua para evitar que se borren con el sudor, la lluvia, etc. lo mejor es utilizar un desmaquillante oleoso.

Ingredientes: aceite de oliva / de argán / de sésamo / de aguacate / de pepita de uva...

Preparación: humedecer un algodón con agua pura y untarlo en el aceite preferido. Retirar el maquillaje de los ojos arrastrando suavemente el algodón sobre ellos.

capítulo 2

PRODUCTOS
TONIFICANTES

Dentro del mundo de los cosméticos los tónicos tienen dos usos completamente diferentes: el más popular es el tónico facial astringente, cuya función es cerrar los poros que quedan abiertos durante la limpieza facial; de este modo preparan la piel para que reciba los ungüentos hidratantes y nutritivos. El otro tipo de tónico externo, menos conocido, es el capilar, que nutre los cabellos desde el cuero cabelludo, y se aplica antes o después del lavado.

Tanto el astringente como el capilar son productos esenciales para mantener la piel y el pelo con un aspecto saludable. Si los poros faciales no se cierran tras la limpieza diaria del cutis, ésta queda excesivamente expuesta a las agresiones exteriores. En lo que respecta al cuidado del cabello, los tónicos fortalecen y nutren las células que los originan y, de este modo, regulan cualquier tipo de trastorno que pudieran presentar (caspa, seborrea, etc.).

Resulta imprescindible incluir el tónico facial astringente en la tabla de los cuidados ya que ningún otro producto cumple su función. El tónico capilar, en cambio, es menos popular porque se puede substituir con una mascarilla, que es la que se consume más habitualmente. En este capítulo se recomienda emplear el tónico capilar dos veces por semana como mínimo.

TÓNICOS ASTRINGENTES

Existen tónicos astringentes diferentes y todos tienen la función de cerrar los poros de la piel; sin embargo, dependiendo de su composición, tienen también distintos efectos sobre el cutis.

A la hora de aplicar el tónico facial la piel debe de estar limpia. En estas condiciones, se extiende el producto con un algodón y luego se espera a que sea absorbido por la piel antes de utilizar cualquier otra crema.

Tónico astringente pieles secas

Los poros faciales de las pieles secas no segregan ni acumulan la grasa necesaria para mantener el cutis en buenas condiciones y son pieles que tampoco retienen el agua suficiente para hidratarla. En conjunto, tienden a ser sensibles y a sufrir desarreglos cutáneos como rojeces, arrugas y caspa. Un tónico astringente especial para pieles secas ayuda a cerrar el poro mínimamente de modo que el tejido pueda absorber la suficiente cantidad de agua y nutrientes que le proporcionan las cremas..

Ingredientes: manzana, extracto de salvia

Preparación: licuar manzanas hasta llenar medio vaso (o 125 ml). Inmediatamente, añadir dos gotas de extracto de salvia, remover y aplicar sobre el cutis limpio.

Tónico astringente pieles grasas

Al contrario de las pieles secas, las grasas segregan y acumulan grasa en exceso. Son pieles que presentan cúmulos de suciedad lo cual las hace propensas a sufrir diversas infecciones. Los tónicos especialmente preparados para ellas, además de cerrar los poros los desinfectan.

Los tónicos industriales, por lo general, son fabricados bajo fórmulas que contienen una base de alcohol, lo cual resulta contraproducente porque si bien el alcohol elimina la suciedad y mata los microorganismos que generan infecciones, también destruye las células.

Ingredientes: agua de azahar, kiwi, hamamelis

Preparación: preparar una infusión con una cucharada al ras de hamamelis en medio vaso de agua de azahar recién hervida. Mantenerla tapada durante cinco minutos. Colarla y añadirle el zumo de un kiwi.

Tónico astringente pieles sensibles

Una piel facial sensible requiere tratamientos suaves para evitar la aparición erupciones, rojeces y heridas. Por ello, las limpiezas, los tónicos y las cremas para este tipo de piel deben de ser suaves, suavizantes y protectores.

Ingredientes: agua de rosas, extracto de ortiga

Preparación: echar tres gotas de extracto de ortiga en medio vaso de agua de rosas.

Tónico astringente pieles normales

A las pieles normales no les falta ni le sobra nada; lo único que hay que procurar es mantenerlas saludables. Para ello, lo mejor es estudiar las agresiones a las que se les expone: se las debe proteger del sol y otras condiciones ambientales agresivas como la contaminación o el viento fuerte. En cuanto a los tónicos, lo ideal es una combinación de astringente medio y protector.

Ingredientes: extracto de ortiga, flores de melisa, agua destilada

Preparación: hacer una infusión con una cucharadita de flores de melisa en medio vaso de agua destilada y hervida durante cinco minutos. Colar y añadir tres gotas de extracto de ortiga.

Tónico astringente pieles maduras

El cuidado de las pieles maduras está destinado a aportarles suavidad, firmeza y luminosidad. Los tónicos específicos para personas mayores de 40 años deben aprovechar el momento del cierre del poro para que la piel pueda absorber los beneficios de las plantas.

Ingredientes: raíz de genciana, agua destilada, aceite esencial de cedro, aceite esencial de rosas

Preparación: hacer una infusión con una cucharadita de raíz de genciana en medio vaso de agua destilada y hervida durante siete minutos. Colar y añadir dos gotas de aceite esencial de cedro y dos gotas de aceite esencial de rosas.

TÓNICOS CAPILARES

El tónico capilar no es un sustituto del champú, del suavizante o de la mascarilla semanal; es un complemento de la higiene capilar que debe emplearse alrededor de dos veces semanales para aportar a los cabellos todo lo que estos necesitan. Si además se aplican dando un buen masaje con las yemas de los dedos, sus beneficios se multiplican porque se estimula la circulación sanguínea de la zona y los principios activos son mejor absorbidos.

Tónico capilar fortalecedor del cabello

Con la edad, las células sufren el desgaste y ya no se generan con la misma fuerza ni de la misma calidad; esto hace también que el cuerpo presente un claro deterioro. La juventud del cabello depende de la juventud celular y de los nutrientes que llegan al cuero cabelludo. Muchos de ellos se ingieren a través de los alimentos pero también hay otros que pueden aplicarse localmente para ser absorbidos por la piel.

Ingredientes: hinojo, zumo de aloe vera, agua mineral

Preparación: hervir un vaso de agua mineral y echarle una cucharadita de hinojo. Dejar en infusión durante ocho minutos, colar y añadir 125 ml de zumo de aloe vera.

Modo de empleo: masajear el cuero cabelludo durante cinco minutos con el tónico. No es necesario aclarar. De uso frecuente.

Tónico capilar anticaída del cabello

El déficit de minerales y otros nutrientes esenciales para el cabello da como resultado su caída. Para evitarla se debe seguir una dieta apropiada y dar por vía externa al cabello los cuidados que necesita. También es importante averiguar si la caída no es de origen nervioso, causada por el estrés.

Ingredientes: cola de caballo, romero, ortiga, zumo de aloe vera

Preparación: macerar en el frigorífico 30 g de ortiga, 10 g de cola de caballo y 20 g de romero en medio litro de zumo de aloe vera durante quince días. Agitar la composición diariamente durante unos minutos.

Modo de empleo: friccionar este tónico sobre el cuero cabelludo antes de acostarse. No es necesario aclarar. De uso frecuente (hasta dos veces al día).

Tónico capilar anticaspa

Ingredientes: cebolla, aceite esencial de laurel y manzanilla

Preparación: hervir una cebolla grande partida por la mitad durante quince minutos en tres vasos de agua mineral junto a un puñado de flores de manzanilla. Licuar la cebolla y añadirla al agua junto a siete gotas de aceite esencial de laurel.

Modo de empleo: frotar el cuero cabelludo con el tónico durante un mínimo de cinco minutos. Dejar reposar quince minutos y lavar los cabellos. Apto para uso frecuente.

Tónico capilar cabellos estropeados

Los cabellos se estropean por varias razones entre las que caben citarse la alimentación desequilibrada, el uso de productos agresivos en el lavado o tinte, los focos de intenso calor, etc. Para subsanar el problema es necesario emplear tónicos hidratantes y nutritivos.

Ingredientes: malva, lavanda, aceite de maíz, aceite de coco y agua mineral

Preparación: hervir un vaso de agua mineral con una cucharada de flores de lavanda y otra de malva. Apagar el fuego y dejar reposar tapado cinco minutos. Colar y añadir una cucharadita de aceite de coco y otra de aceite de maíz.

Modo de empleo: antes de acostarse, aplicar el tónico a lo largo largo del cabello con ayuda de un peine y masajear el cuero cabelludo con una mínima cantidad del producto. Lavar los cabellos por la mañana. Aplicar este tónico una vez por semana hasta que el cabello haya alcanzado un estado saludable.

Tónico capilar antienvejecimiento del cabello

Ingredientes: tomillo, aceite esencial de lavanda y té verde

Preparación: dejar en infusión una cucharada de tomillo y media de té verde en un vaso de agua mineral hervida durante diez minutos. Colar y añadir tres gotas de aceite esencial de lavanda.

Modo de empleo: frotar el cuero cabelludo con este tónico. No es necesario aclarar. Apto para uso frecuente.

capítulo 3

PRODUCTOS HIDRATANTES Y NUTRITIVOS

Los ungüentos que hidratan y nutren la piel se presentan normalmente en forma de crema o de mascarilla y su aplicación se sitúa en la fase final de la rutina de los cuidados del cuerpo, justo tras la limpieza de la piel y los cabellos, aportando el agua y alimento que éstos necesitan. Como se han visto en otros capítulos, los productos se diferencian según la zona corporal a la que están dirigidos y según el tipo de piel o cabello sobre los cuales se apliquen, consiguiendo de esta manera un tratamiento específico eficaz. En cuanto a cremas y mascarillas, éstas se presentan del mismo modo, cubriendo una variedad de posibilidades.

CREMAS

Todas las cremas, tanto las faciales como las corporales, se aplican diariamente después de la limpieza. Se pueden dividir en hidratantes y nutritivas y la diferencia entre éstas es que las primeras aportan agua a la piel y las segundas nutrientes. Por ello, las hidratantes son esenciales para todo tipo de piel y se aplican en primer lugar y, como segundo cuidado, se extiende una crema nutritiva concreta que corresponda a las necesidades de la piel.

Cremas faciales

Crema facial hidratante todas las pieles

Desde las pieles grasas a las secas, de las más fuertes a las más sensibles, se benefician de una capa de agua protectora regenerativa después del tónico facial.

Ingredientes: uva, agua destilada, zumo de aloe vera

Preparación: mezclar dos cucharadas de zumo de aloe vera, una de agua destilada y tres de uva licuada. Remover bien y aplicar inmediatamente.

Crema facial nutritiva vitamina E

La vitamina E es un ingrediente esencial para todo tipo de pieles de modo que las cremas que pretenden conservar su belleza la tienen incorporada.

Ingredientes: aceite de aguacate, pepino, cera de jojoba

Preparación: calentar al baño María medio vasito de aceite de aguacate y derretir en él una cucharadita de cera de jojoba. Añadirle cinco cucharadas de zumo de pepino licuado y remover bien durante tres minutos. Dejar enfriar completamente antes de aplicar.

Crema facial nutritiva pieles grasas

A veces resulta difícil nutrir una piel grasa sin procurarle un exceso de la misma. Sin embargo, una fórmula delicada pero a la vez nutritiva puede cumplir esa misión.

Ingredientes: hamamelis, agua destilada, aceite de pepitas de uva, própolis, cera de jojoba

Preparación: hacer una infusión de una cucharadita de hamamelis en medio vaso de agua destilada. Mientras reposa, calentar al baño María dos cucharadas de aceite de pepitas de uva y derretir dentro una cucharadita de cera de jojoba. Colar la infusión y mezclarla con el aceite. Remover muy bien durante cinco minutos, añadir cinco gotas de própolis y continuar removiendo hasta que espese. Dejar enfriar bien.

Crema facial nutritiva pieles secas

Además de la crema hidratante, las pieles secas son las que más nutrientes y grasas necesitan a fin de que les aporten los lípidos de los que carecen.

Ingredientes: aceite de almendras dulces, cera de aceite de almendras, agua de rosas

Preparación: calentar al baño María cinco cucharadas de aceite de almendras dulces y derretir en él una cucharadita de cera de aceite de almendras. Una vez disuelta la cera, apartar del fuego, añadir tres cucharadas de agua de rosas y remover muy bien hasta hasta que la mezcla espese. Dejar enfriar.

Crema facial nutritiva reafirmante antiedad

Una de las fórmulas más adquiridas en el mercado es la crema reafirmante antiedad, ya que son muchas las personas que buscan mantener un aspecto joven, sin signos de vejez.

Ingredientes: aceite de sésamo, cera de jojoba, aceite esencial de cedro, aceite esencial de mirra, té verde, agua destilada

Preparación: preparar una infusión con una cucharadita de té verde en medio vaso de agua destilada hervida. Mientras reposa alrededor de tres minutos, calentar al baño María cinco cucharadas de aceite de sésamo y derretir dentro una cucharadita de cera de jojoba. Colar la infusión y mezclar ambas preparaciones. Remover constantemente hasta que la mezcla espese. Dejar enfriar bien.

Crema facial nutritiva protectora pieles sensibles

Resulta crucial cuidar las pieles sensibles con una buena crema protectora suave.

Ingredientes: aceite de borraja, cera de aceite de almendras, caléndula, agua destilada

Preparación: preparar una infusión con una cucharita de caléndula en medio vaso de agua destilada. Mientras reposa, calentar al baño María cinco cucharadas de aceite de borraja y derretir dentro una cucharadita de cera de aceite de almendras dulces. Colar la infusión y mezclar ambas preparaciones. Remover hasta que espese el producto y dejar enfriar.

CREMAS CORPORALES

Crema corporal pieles grasas (de naranja)

A las pieles grasas conviene hidratarlas más que nutrirlas, para que no acumulen más lípidos. Por ello, una crema corporal dirigida a éstas, tendrá más elementos hidratantes que oleosos. La siguiente fórmula se puede variar sustituyendo la naranja por fresas, melón, sandía o cualquier otra fruta muy jugosa. Se debe tener en cuenta que, como este alimento se emplea fresco, la crema se debe conservar en el frigorífico o consumir inmediatamente, por lo que las cantidades a realizar deben ser pequeñas.

Ingredientes: manteca de karité, naranja, aceite esencial de limón, cera de jojoba

Preparación: derretir tres cucharadas generosas de manteca de karité al baño María. Una vez convertida en aceite, derretir dentro una cucharadita de cera de jojoba. Cuando se haya fundido, apartar del fuego, echar el zumo de una naranja y remover hasta que espese. Por último, añadir de dos a cinco gotas de aceite esencial de limón y remover un poco más. Dejar enfriar bien antes de utilizar.

Crema corporal pieles secas de chocolate y coco

La protección de la piel, hidratación y nutrición está asegurada con la siguiente fórmula de crema para pieles secas. No obstante, también es una crema apta para pieles normales, para zonas de piel rugosa o para tratar las estrías. Además, como se conserva muy bien, es buena idea fabricarla en cantidad.

Ingredientes: manteca de karité, manteca de cacao, aceite de coco, aceite de pepita de uva

Preparación: derretir al baño María -o en el microondas, para facilitar la tarea- 150 g de manteca de karité, 50 g de manteca de cacao y 100 g de aceite de coco (si está en estado sólido). Una vez fundidos, verter la mezcla en un bote grande con tapa y añadir un vaso de aceite esencial de pepita de uva. Dejar enfriar un poco y cerrar el bote. Agitarlo bien durante un minuto, guardar en el frigorífico y volver a agitar o remover cada cierto tiempo hasta que haya solidificado (suele tardar dos horas o tres en hacerlo).

Crema corporal reafirmante floral de rosa y jazmín

Las fórmulas florales despiertan la sensualidad y los sentidos de quienes las huelen. Esta crema, apta para todas las pieles, tiene el poder de reafirmar los tejidos y mantener la piel joven. Como es una fórmula que no contiene ingredientes que caduquen rápidamente, se aconseja preparar grandes cantidades y conservar la crema dentro de un bote tapado, en un lugar fresco y seco.

Ingredientes: aceite de jazmín, aceite esencial de rosa, manteca de mango, aceite esencial de incienso, aceite esencial de cedro

Preparación: derretir al baño María 150 g de manteca de mango. Apartar del fuego, verter el líquido en un bote grande con tapa y añadirle un vaso de aceite de jazmín. Remover y esperar una hora a que enfríe. Pasado este tiempo, agregarle cinco gotas de aceite esencial de rosa, tres de aceite esencial de incienso y otras tres del de cedro. Tapar, agitar bien y guardar en el frigorífico, removiendo la mezcla de vez en cuando hasta que la crema haya solidificado.

Crema para pies

La planta de los pies a veces presenta un aspecto árido, con la piel reseca y rugosa. Ésto es normal, ya que es una zona que aguanta todo el peso del cuerpo y además no traspira bien a causa de los zapatos que la encierran. Para devolver el aspecto saludable a la planta de los pies, se aconseja llevar un zapato cómodo y elaborado con materiales de buena calidad, realizar limpiezas profundas a base de exfoliantes y baños, y aplicar la siguiente crema especial para pies.

Ingredientes: aceite de coco, aceite de aguacate, aceite de borraja, manteca de karité, manteca de cacao, aceite esencial de lavanda

Preparación: derretir al baño María o en el microondas 50 g de manteca de karité, 50 g de manteca de cacao y 100 g de aceite de coco (si está en estado sólido). Verter el líquido conseguido en un bote grande con tapa y añadirle medio vaso de aceite de aguacate y medio del de borraja. Dejar enfriar durante media hora, echar diez gotas de aceite esencial de lavanda, tapar y agitar muy bien. Repetir la operación ocasionalmente hasta que haya solidificado.

Crema para manos

Las manos tienen dos tipos de piel: una fina en el dorso y otra gruesa y resistente en las palmas. Los trabajos que implican la constante fricción de alguna zona de la mano, sea en los dedos o en las palmas, suelen presentar callosidades ya que éstas sirven para proteger el tejido subyacente. Se recomienda utilizar en esa zona la crema para pies anterior ya que entra en profundidad y es la más adecuada para las pieles con durezas. Inversamente, la piel fina del dorso de la mano tiende a cuartearse ya que suele estar muy expuesta a todo tipo de agresión ambiental; además, también suele estar en contacto con detergentes y otros productos nocivos. Una buena crema de manos hidrata, nutre, protege y se absorbe rápidamente.

Ingredientes: aceite de sésamo, manteca de mango, caléndula, cera de aceite de almendras, agua pura

Preparación: hacer una infusión con una cucharadita de caléndula en medio vaso de agua pura. Mientras reposa, derretir al baño María tres cucharadas de manteca de mango y una cucharadita de cera de aceite de almendras. Una vez fundidos estos elementos, mezclarlos con la infusión colada de caléndula y añadirle una cucharada de aceite de sésamo. Mezclar muy bien durante cinco minutos y dejar enfriar.

CREMAS SUAVIZANTES PARA EL CABELLO

Las cremas suavizantes son específicas para el cabello y su función es la de nutrirlo y facilitar el peinado. Se aplican tras el lavado de la cabeza, con la cabellera húmeda, y hay que dejarlas actuar alrededor de tres minutos.

Suavizante abrillantador

Esta es una fórmula eficaz muy usada cuando los suavizantes aún no se comercializaban.

Ingredientes: vinagre de manzana o sidra, limón

Preparación: echar en un vaso de vinagre de manzana tres gotas de limón y aplicar sobre todo el cabello húmedo masajeando la zona bien. Aclarar.

Suavizante nutritivo reparador

Esta fórmula es ideal para los cabellos secos o castigados.

Ingredientes: aceite de macadamia, vinagre de manzana, apio, miel

Preparación: licuar un apio y calentar el líquido en un cazo a fuego lento, añadiéndole un vaso de vinagre de manzana. Cuando la mezcla alcance una temperatura alta, derretir en ella una cucharadita de miel e incluir otra de aceite de macadamia. Remover bien y dejar templar antes de utilizarla tras el lavado de los cabellos. Enjuagar.

MASCARILLAS

El uso de las mascarillas nutritivas es uno de los mejores tratamientos que se pueden realizar sobre la piel y los cabellos, pues tienen un gran poder nutritivo y con ellas se obtienen resultados visibles instantáneos. A causa de su fuerza, no se recomienda un uso diario sino esporádico (de una a cuatro veces al mes).

Existen mascarillas faciales, de pies, de manos, corporales, de pelo, para regular anomalías cutáneas, anticelulíticas, antienvejecimiento, reafirmantes, relajantes, vigorizantes, por nombrar las más populares.

Mascarilla nutritiva facial y corporal de chocolate

Ingredientes: manteca de cacao, copos de avena, leche de avena

Preparación: rallar 100 g de manteca de cacao y calentarla con medio litro de leche de avena y dos puñados de copos de avena durante cinco minutos, a fuego lento. Remover bien.

Modo de empleo: untar la mascarilla por todo el cuerpo y el rostro limpios, y permitirle actuar durante diez minutos como mínimo antes de retirarla con agua templada. Repetir semanalmente en pieles secas o mensualmente en pieles grasas.

Mascarilla nutritiva facial y corporal reafirmante

Ingredientes: manzana, melón, zanahoria, vinagre de manzana, copos de avena

Preparación: licuar diez manzanas, un melón y cinco zanahorias. Mezclar el líquido con medio vaso de vinagre de manzana y añadirle un puñado de copos de avena. Remover durante un minuto y aplicar inmediatamente.

Modo de empleo: untar la mascarilla por el cuerpo y el rostro limpios, haciendo hincapié en las zonas más flácidas. Dejar actuar de diez a treinta minutos y enjuagar con agua templada. Apta para todo tipo de pieles y se puede usar con frecuencia.

Mascarilla nutritiva facial de frutas

Ingredientes: plátano, manzana, uva, naranja

Preparación: licuar una manzana y mezclar con el zumo de media naranja pequeña. Por otra parte, triturar medio plátano pelado y diez uvas grandes enteras. Mezclar todos los ingredientes y aplicar de inmediato.

Modo de empleo: colocar la mascarilla sobre la cara y el cuello limpios. Dejar actuar veinte minutos y retirar con agua templada. Acabar el tratamiento aplicando una crema hidratante.

Mascarilla nutritiva facial reparadora

Ingredientes: arroz, aceite de germen de trigo, pepino

Preparación: echar en un cuenco un puñado de arroz y el líquido de un pepino mediano licuado, y remover durante cinco minutos. Añadir una cucharadita de aceite de germen de trigo para pieles normales o secas, y media para las grasas.

Modo de empleo: aplicar el líquido sobre la cara y el cuello limpios. Dejar actuar durante quince minutos y retirar con agua templada. Aprovechar la mezcla para tratar la piel de las manos al mismo tiempo.

Mascarilla nutritiva facial antiarrugas

Ingredientes: aguacate, aceite de germen de trigo, té verde, agua pura

Preparación: preparar una infusión con una cucharadita de té verde en medio vaso de agua pura durante tres minutos y colar. Por otra parte, machacar un aguacate maduro y aderezarlo con un chorrito de aceite de germen de trigo. Mezclar bien la infusión con el aguacate hasta formar una pasta.

Modo de empleo: aplicar una capa del producto sobre el rostro, cuello y escote limpios. Dejar actuar entre diez y treinta minutos y retirar con agua templada. Usar una vez al mes sobre pieles grasas, dos sobre pieles normales o mixtas y cuatro sobre pieles secas.

Mascarilla nutritiva corporal relajante

Ingredientes: higos, uva, tomillo, aceite esencial de salvia, copos de avena, agua mineral

Preparación: machacar diez higos sin pelar y un kilo de uvas. Hacer una decocción con un puñado de tomillo en medio litro de agua mineral dejándola reposar media hora. Mezclar el puré con la infusión y añadir diez gotas de aceite esencial de salvia y un vaso de copos de avena.

Modo de empleo: aplicar sobre el cuerpo limpio y dejar actuar de diez a treinta minutos. Retirar con agua templada. Apta para usar semanalmente.

Mascarilla nutritiva corporal vigorizante

Ingredientes: romero, aceite de semilla de albaricoque, manteca de cacao, zumo de aloe vera, agua mineral, aceite esencial de pimienta

Preparación: preparar una infusión con una cucharada de romero en un vaso de agua mineral y tras dejarla reposar cinco minutos, colarla. Por otro lado, derretir al baño María 100 g de manteca de cacao, añadirle medio vaso de zumo de aloe vera, la infusión de romero, dos cucharadas de aceite de semilla de albaricoque y diez gotas de aceite esencial de pimienta.

Modo de empleo: cuando la mascarilla haya espesado, aplicarla sobre el cuerpo y dejándola actuar quince minutos antes de retirarla con agua templada. Apta para uso semanal.

Mascarilla nutritiva capilar puntas abiertas

Ingredientes: cola de caballo, aceite de germen de trigo, aceite de aguacate, agua destilada

Preparación: preparar una infusión con una cucharada de cola de caballo en un vaso de agua mineral durante cinco minutos; colar y añadir una cucharadita de germen de trigo y otra de aceite de aguacate.

Modo de empleo: aplicar la mascarilla desde la raíz hasta las puntas y dejar actuar veinte minutos. Aclarar bien, lavar con champú, enjuagar y secar. Se puede usar un suavizante desenredante natural para facilitar el peinado. Apta para uso semanal. Aplicada sólo sobre las puntas se puede usar diariamente.

Mascarilla nutritiva capilar abrillantadora

Ingredientes: aceite de ricino, aceite de coco, manzanilla, miel, germen de trigo, agua mineral

Preparación: preparar una infusión con flores de manzanilla en un vaso de agua mineral y añadirle una cucharada de miel, otra de copos de germen de trigo, una cucharadita de aceite de ricino y otra de aceite de coco. Remover bien.

Modo de empleo: aplicar sobre los cabellos desde la raíz hasta las puntas. Dejarla actuar media hora antes de retirarla con champú. Utilizar a continuación un suavizante de vinagre de manzana. Apta para usar semanalmente.

Capítulo 4

MAQUILLAJE

Otro de los cosméticos más empleados en nuestra sociedad, sobre todo por el público femenino, es el maquillaje. En el mercado hay una enorme variedad de productos de maquillaje a la venta que ofrecen amplias gamas de colores, tamaños, texturas y brillos. En cuanto a su calidad, muy pocos son recomendables para la piel; la mayoría están compuestos de elementos que obstruyen los poros y son demasiado sintéticos e incompatibles con la naturaleza del cutis.

Se puede prescindir del maquillaje comercial nocivo y producir el propio en casa con ingredientes naturales. Además de estos productos hechos generalmente con vegetales y grasas animales, también es posible comprar pigmentos minerales. Muchas casas de manualidades han comenzado a vender materiales para crear maquillaje mineral; por lo general traen las instrucciones de modo que facilitan enormemente su fabricación.

Las recetas de cosméticos que se ofrecen a continuación abarcan una serie de productos de uso diario, habitualmente presentes en todas las casas.

Sombra de ojos en crema

Ingredientes: colorante vegetal líquido, cera de aceite de almendras dulces

Preparación: calentar al baño María una cucharada de colorante vegetal líquido del color deseado y fundir en él media cucharadita de cera de aceite de almendras dulces. Meter en un frasco pequeño y remover hasta que adquiera consistencia. Dejar enfriar completamente antes de utilizar.

Polvo de colorete en crema

Ingredientes: melocotón, remolacha, cápsula de vitamina E, aceite de jojoba, polvos de talco

Preparación: extraer el zumo de un melocotón y mezclarlo con la misma cantidad del jugo de una remolacha. Añadirle una cucharadita de aceite de jojoba y polvos de talco hasta crear una masa fina.

Carmín de labios

Ingredientes: cera de jojoba, remolacha

Preparación: calentar al baño María una cucharada de jugo de remolacha y derretir en él una cucharadita de cera vegetal de jojoba. Guardar en un frasco pequeño y remover hasta que adquiera consistencia.

Para crear un protector labial sin color, substituir la remolacha algún aceite vegetal; por ejemplo el de coco o el de almendra.

capítulo 5

HIGIENE BUCAL

La boca es uno de los rincones del cuerpo que más atenciones requiere ya que forma parte del interior del organismo pero, a la vez, está en permanente contacto con el exterior. Esta cavidad, recubierta por una mucosa, contiene las piezas dentales y la lengua y en su parte posterior, a través de la garganta, se comunica con el resto del aparato digestivo. Es un medio húmedo gracias a las secreciones que recibe de las glándulas salivales y en él tiene lugar el primer paso del proceso de alimentación.

Al igual que en otras partes del cuerpo, en la boca habitan bacterias, algunas de las cuales pueden no sólo acarrear trastornos en los dientes sino también generar otros tipos de infecciones o dolencias. Por esta razón es importante tener el hábito de realizar una buena higiene bucal y visitar al menos dos veces al año al odontólogo.

Hay un buen número de vegetales que tienen propiedades antibacterianas, astringentes y refrescantes que los convierten en idóneos para realizar una perfecta higiene bucal. Su uso evita y ayuda a curar problemas como la halitosis, la caries, la piorrea, las aftas, etc.

Para mantener la boca sana se emplean diariamente dentífricos y enjuagues bucales, preferiblemente tras haber comido ya que la acumulación de restos favorece la proliferación de bacterias. También antes de acostarse y al levantarse ya que, durante el sueño, la secreción de saliva es menor lo cual también favorece su reproducción.

Una completa higiene bucal conlleva dos pasos: frotado del producto sobre dientes, encías y lengua con ayuda de un cepillo y enjuague final con un producto específico que tiene cualidades tónicas y astringentes.

Dentífricos

Se recomienda prepararlos justo antes de ser utilizados para que mantengan la textura apropiada y las propiedades de los vegetales frescos en buen estado.

Dentífrico refrescante

Ingredientes: té verde, romero, agua mineral, espirulina, menta piperita, sal rosa del Himalaya fina, glicerina vegetal líquida

Preparación: preparar una infusión con una cucharadita de té verde, otra de romero y una tercera de menta piperita en un vaso de agua mineral durante ocho minutos. Colar y añadir al líquido media cucharadita de espirulina, otra

❀ *Noemí Marcos / Fernando Cabal* 81 ❀

media de sal rosa del Himalaya fina y tres de glicerina vegetal líquida. Remover bien y guardar.

Modo de empleo: agitar bien antes de utilizar cada vez. Se coloca una cantidad abundante del gel líquido sobre el cepillo y se frota bien la dentadura, encías y lengua con él, enjuagando a continuación.

Dentífrico sabor frutal

Ingredientes: manzana, fresas, pomelo, glicerina vegetal líquida

Preparación: licuar una manzana y dos fresas y mezclarlas con el zumo de medio pomelo. Añadir una cucharadita de glicerina vegetal líquida, remover bien y envasar.

Modo de empleo: Este gel deber ser consumido el mismo día de su elaboración, removiéndolo bien antes de ser empleado. Tras el cepillado, enjuagar la boca.

Dentífrico curativo

Ingredientes: áloe vera, espirulina, própolis, manzanilla, agua de mar, sal rosa del Himalaya fina

Preparación: preparar una infusión con una cucharadita de manzanilla en medio vaso de agua mineral durante cinco minutos y colar. Mezclar esta infusión con dos cucharadas de jugo de áloe vera, una cucharadita de espirulina, otra de sal rosa del Himalaya fina y tres gotas de propóleo. Remover bien y envasar.

Modo de empleo: conservar en el frigorífico y utilizar en una semana. Removerlo antes de ponerlo sobre el cepillo de dientes. Cepillar bien la dentadura, las encías y la lengua. Enjuagar.

Dentífrico blanqueador

Ingredientes: arcilla blanca, bicarbonato sódico, agua de mar, aceite esencial de limón

Preparación: mezclar en un recipiente una cucharada de arcilla blanca, otra de bicarbonato sódico, tres de agua y dos gotas de aceite esencial de limón.

Modo de empleo: lavar los dientes con esta pasta blanqueadora una vez a la semana. Colocar un poco de dentífrico sobre el cepillo y frotar con él la dentadura. Finalmente, enjuagar.

Dentífrico anti caries

Ingredientes: salvia, menta, sal rosa del Himalaya fina, agua de mar, glicerina vegetal líquida

Preparación: preparar una infusión con media cucharadita de salvia y otra media de menta en medio vaso de agua mineral hervida. Dejar reposar cinco minutos, colar y disolverle una cucharada de sal rosa del Himalaya fina. Mezclar el líquido con glicerina vegetal hasta conseguir un gel espeso.

Modo de empleo: colocar una buena cantidad sobre el

cepillo de dientes. Cepillar bien la dentadura y las encías y enjuagar. Se conserva bien en un lugar fresco y seco.

Dentífrico encías fuertes

Ingredientes: áloe vera, árnica, arcilla blanca, agua de mar, glicerina vegetal líquida

Preparación: preparar una infusión con una cucharadita de árnica en medio vaso de agua mineral y dejar reposar durante cinco minutos. Colar y añadirle una cucharada de jugo de áloe vera, otra de arcilla blanca y una última de glicerina vegetal líquida. Remover y envasar en un frasco con tapa.

Modo de empleo: remover siempre antes de utilizar. Colocar un poco del dentífrico sobre el cepillo de dientes, cepillar y enjuagar. Conservar la mezcla en el frigorífico y utilizarla durante un máximo de tres días.

Dentífrico en polvo

Ingredientes: arcilla blanca, menta en polvo, tomillo en polvo, espirulina

Preparación: mezclar en un bote pequeño con tapa una cucharada de arcilla blanca, una cucharadita de espirulina, otra de menta bien triturada y una última de tomillo en polvo.

Modo de empleo: mojar el cepillo de dientes en agua pura u otro líquido que tenga propiedades beneficiosas para la salud bucal (manzanilla o salvia, por ejemplo) y untarle un poco del dentífrico en polvo. Cepillar y enjuagar. Este producto es de larga duración.

Dentífrico infantil

Ingredientes: glicerina vegetal líquida, manzanilla, menta, limón

Preparación: preparar una infusión con media cucharadita de manzanilla y un poco de menta en un cuarto de vaso de agua mineral hervida. Dejar reposar cinco minutos, colar y mezclar con una cucharada de glicerina líquida y dos gotas de limón.

Modo de empleo: remover bien y colocar un poco sobre el cepillo de dientes. Utilizar toda la mezcla en el mismo día de la preparación o, como máximo, en dos días. Enjuagar.

ENJUAGUES BUCALES

Los enjuagues bucales tienen la función de tonificar la boca para prevenirla de enfermedades. Se utilizan haciendo buches que retengan el líquido en su interior durante unos dos minutos y expulsándolo.

Enjuague bucal encías sangrantes

Ingredientes: árnica, malva, cola de caballo, aceite esencial de salvia, agua e mar

Preparación: hacer una infusión con media cucharadita de árnica, una cucharada de malva y media cucharada de cola de caballo en un vaso de agua mineral dejándola reposar ocho minutos. Colar y añadirle cinco gotas de aceite esencial de salvia.

Modo de empleo: envasar en un recipiente y agitarlo antes de usar. Utilizar este enjuague tras el lavado de la boca cuando sangren las encías. No conservar el producto más de dos semanas.

Enjuague bucal aliento fresco

Ingredientes: anís, tomillo, aceite esencial de canela, agua mineral

Preparación: preparar una infusión con una cucharadita de anís y otra de tomillo en un vaso de agua mineral durante cinco minutos. Colar y añadirle tres gotas de aceite esencial de canela. Remover bien y guardar.

Modo de empleo: enjuagar bien la boca con este tónico tras el cepillado. Para preservar sus propiedades, conservarlo hasta tres meses en el frigorífico.

Enjuague bucal para llagas

Ingredientes: tintura de equinácea, aceite esencial de clavo, menta, agua de mar.

Preparación: preparar una infusión con una cucharada de menta en un vaso de agua mineral dejándola reposar ocho minutos. Colarla y añadirle dos gotas de aceite esencial de clavo y tres gotas de tintura de equinácea. Envasar.

Modo de empleo: cuando aparezcan llagas en la boca, realizar enjuagues bucales con esta fórmula tras el cepillado. Guardar en el frigorífico hasta tres meses. Agitar bien antes de usar cada vez.

Enjuague bucal antiparasitario

Ingredientes: tomillo, salvia, aceite esencial de romero, agua de mar, sal rosa del Himalaya fina

Preparación: hacer una infusión con una cucharada de salvia y otra de tomillo en un vaso de agua mineral, dejándola reposar ocho minutos. Colar y añadirle una cucharadita de sal rosa del Himalaya fina y cinco gotas de aceite esencial de romero. Remover bien y envasar.

Modo de empleo: enjuagar la boca con este producto tras el cepillado. Conservar en un lugar fresco y seco hasta dos semanas.

Enjuague bucal niños

Ingredientes: manzana, manzanilla

Preparación: hacer una infusión con media cucharadita de manzanilla en un cuarto de vaso de agua mineral durante cinco minutos. Colar y mezclar con el zumo de tres manzanas. Remover.

Modo de empleo: enjuagar bien la boca tras el cepillado de los dientes. Utilizar toda la preparación inmediatamente.

Enjuague bucal dolor de muelas

Ingredientes: aceite esencial de clavo, manzanilla, menta, agua mineral

Preparación: hacer una infusión con una cucharadita de manzanilla y otra de menta en medio vaso de agua mineral, Dejarla reposar tres minutos y colar. Añadirle diez gotas de aceite esencial de clavo. Remover y envasar.

Modo de empleo: enjuagar bien la boca tras el cepillado, con énfasis en la zona dolorida. Guardar el enjuague durante tres días como máximo.

capítulo 6

DESODORANTES

La higiene diaria no sólo constituye una necesidad sino, también, un placer; tras el lavado corporal se experimenta una agradable sensación de limpieza y frescor cuya duración depende de cómo y cuánta actividad física se realice. Cuanto más trabajan los músculos, más se suda para eliminar los productos de desecho (toxinas); el sudor favorece la acumulación de partículas de polvo sobre la piel y la proliferación de bacterias que se alimentan de él produciendo un olor desagradable. También los estados de tensión psicológica (ansiedad, estrés, miedo, etc.) suelen provocar un aumento de la sudoración, con las consecuencias que ésta acarrea.

Las glándulas sudoríparas están distribuidas a lo largo de todo el cuerpo y el sudor que se genera se evapora rápidamente. Sin embargo, hay dos áreas en las cuales esa evaporación no se produce con la misma celeridad, dando origen al mal olor: las axilas y los pies.

Con el uso de desodorantes se evita, precisamente, la proliferación de colonias de bacterias manteniéndose de este modo la sensación de limpieza y frescor.

Muchos desodorantes comerciales están compuestos de productos que son poco recomendables ya que irritan la piel de modo que aquí se presentan algunas fórmulas naturales que subsanan el problema sin presentar ese inconveniente.

Desodorante para las axilas

Ingredientes: cilantro, tomillo, agua destilada

Preparación: hacer una infusión con dos cucharadas de tomillo en un vaso de agua destilada. Dejarla reposar ocho minutos y colarla. Por otro lado, licuar un ramillete espeso de cilantro. Mezclar ambos líquidos y guardar en una botella dentro del frigorífico.

Modo de empleo: aplicar un poco del líquido en las axilas después del baño. No guardar el producto más de siete días.

Desodorante para los pies

Ingredientes: lechuga, rábano

Preparación: licuar la misma cantidad de lechuga y de rábanos hasta conseguir como mínimo medio vaso de líquido. Embotellar y guardar en el frigorífico.

Modo de empleo: aplicar sobre la planta de los pies,

el empeine y entre los dedos. Dejar que lo absorba la piel antes de calzarse. El producto caduca a los siete días.

Desodorante corporal refrescante

Ingredientes: agua destilada, agua de azahar, vinagre de sidra o manzana, aceite esencial de cilantro, aceite esencial de árbol de té

Preparación: mezclar en una botella un cuarto de vaso de vinagre de sidra, un cuarto de vaso de agua de azahar y otro cuarto de agua destilada. Añadir cinco gotas de aceite esencial de cilantro y tres de aceite esencial de árbol de té.

Modo de empleo: aplicar por todo el cuerpo, sobre todo por la espalda, palma de las manos y cualquier zona que suela producir más sudor. Utilizar todo el líquido en tres días.

Desodorante para pies intensivo

Ingredientes: agua de hamamelis, aceite esencial de árbol de té, aceite esencial de clavo

Preparación: echar cinco gotas de aceite esencial de árbol de té y otras cinco del de clavo a medio vaso de agua de hamamelis.

Modo de empleo: remover y aplicar sobre los pies limpios. Dejar que la piel absorba el desodorante y calzarse.

capítulo 7

PERFUMES

Otra categoría esencial dentro de la cosmética es la perfumería. Con los perfumes se puede llegar a la misma conclusión que con el resto de los productos que se han desarrollado anteriormente: su ética de producción masiva los convierte en productos artificiales y compuestos de alcoholes que alejan al individuo de su origen natural y resecan la piel. Los aromas comerciales se basan más en aromas compuestos químicamente que en los olores naturales de las flores y otros vegetales, por ello se exponen en este apartado varias recetas para elaborar en casa perfumes sin aditamentos químicos y cien por cien naturales.

El perfume no sólo se emplea a la hora de acudir a lugares públicos sino, también, en la intimidad ya que es tradicional ocultar el olor corporal natural con un aroma que resulte más agradable. En casi todos los hogares se guardan varios perfumes, cada uno orientado a utilizarlo a una ocasión diferente: un aroma suave para el trabajo o la escuela; aromas especiados o florales para una cita especial; etcétera. Con las recetas que se ofrecen a continuación se conseguirá producir una colección de aromas distintos cuya elaboración es muy sencilla. Estos perfumes se conservan muy bien durante meses.

Los que están hechos con una base de aceite, resultan ideales para ser aplicados en las zonas en las que la piel es más fina y sensible.

Aceite perfumado floral

Ingredientes: aceite de jojoba, glicerina vegetal líquida, aceites esenciales de geranio, rosa, nerolí y vainilla

Preparación: echar en un frasco de cristal oscuro y con cierre 3 ml de aceite de jojoba y 1 ml de glicerina vegetal líquida. Añadir tres gotas de aceite esencial de geranio, dos del de rosa y una del de nerolí y del de vainilla. Tapar, agitar y dejar reposar dos días. Agitar ligeramente siempre antes de usar.

Aceite perfumado sensual

Ingredientes: aceite de jojoba, glicerina vegetal líquida, aceites esenciales de bergamota, jazmín, ylang-ylang

Preparación: echar en un frasco de cristal oscuro con cierre 3 ml de aceite de jojoba y 1 ml de glicerina vegetal líquida. Añadir tres gotas de aceite esencial de bergamota, dos del de jazmín y una del de ylang-ylang. Tapar, agitar y dejar reposar dos días. Agitar ligeramente siempre antes de usar. Si se desea obtener un perfume más concentrado, añadir las mismas cantidades de los aceites esenciales de nuevo y dejar reposar otros dos días.

Aceite perfumado fresco

Ingredientes: aceite de jojoba, aceites esenciales de lima, jengibre y nerolí

Preparación: echar en un frasco de cristal oscuro con cierre 3 ml de aceite de jojoba y 1 ml de glicerina vegetal líquida. Añadir tres gotas de aceite esencial de lima, dos del de jengibre y una del de neroli. Tapar, agitar y dejar reposar dos días. Agitar ligeramente siempre antes de usar. Para refrescarlo más, añadir tres gotas más del aceite esencial de lima y una más del de jengibre y dejarlo reposar, nuevamente, dos días más.

Aceite perfumado para hombre

Ingredientes: aceite de jojoba, extracto de ron, glicerina vegetal líquida, aceites esenciales de lima, canela, limón y mirra

Preparación: echar en un frasco de cristal oscuro con cierre 2 ml de aceite de jojoba, 1ml de extracto de ron y 1 ml de glicerina vegetal líquida. Añadir dos gotas de aceite esencial de lima, una gota del de canela, dos del de limón y una del de mirra. Tapar, agitar y dejar reposar dos días.

Antes de usarlo cada vez, agitarloligeramente.

Para hacerlo más penetrante, echar la misma cantidad de nuevo de todos los aceites esenciales y dejar reposar el mismo tiempo.

Aceite perfumado dulce

Ingredientes: aceite de jojoba, glicerina vegetal líquida, extracto de almendras, aroma de mantequilla, aceites esenciales de anís y vainilla

Preparación: echar en un frasco de cristal oscuro con cierre 2 ml de aceite de jojoba, 1ml de extracto de almendras, 1 ml de aroma de mantequilla y 1 ml de glicerina vegetal líquida. Añadir tres gotas de aceite esencial de vainilla y dos de anís. Tapar, agitar y dejar reposar dos días.

Agitar ligeramente siempre antes de usar.

Aceite perfumado oriental

Ingredientes: aceite de jojoba, glicerina vegetal líquida, aceites esenciales de almizcle, incienso y sándalo

Preparación: echar en un frasco de cristal oscuro con cierre 2 ml de aceite de jojoba y 2ml de glicerina vegetal líquida. Añadir tres gotas de aceite esencial de almizcle, dos del de incienso y una del de sándalo. Tapar, agitar y dejar reposar dos días. Agitar ligeramente siempre antes de usar.

Aceite perfumado frutal

Ingredientes: aceite de jojoba, glicerina vegetal líquida, aroma de plátano, aroma de fresa, aceites esenciales de pomelo y mandarina

Preparación: mezclar 3 ml de aceite de jojoba y 2 ml

de glicerina vegetal líquida con cinco gotas de aroma de plátano, siete del de fresa, tres gotas de aceite esencial de mandarina y dos del de pomelo. Tapar, agitar y dejar reposar dos días. Agitar ligeramente siempre antes de usar.

Agua perfumada refrescante

Ingredientes: agua destilada, glicerina vegetal líquida, aceites esenciales de gardenia, naranja, vainilla y cedro

Preparación: echar en un frasco de cristal oscuro con cierre (preferiblemente un atomizador) 2 ml de agua destilada, 3 ml de extracto de menta, 2 ml de agua de azahar y 2 ml de glicerina vegetal líquida. Añadir seis gotas de aceite esencial de gardenia, cuatro del de naranja, dos del de vainilla y otras dos del de cedro. Tapar, agitar y dejar reposar un día. Agitar ligeramente siempre antes de usar.

Agua perfumada floral

Ingredientes: agua destilada, glicerina vegetal líquida, agua de azahar, agua de rosas, aceites esenciales de gardenia, jazmín, rosa, lavanda y sándalo

Preparación: echar en un frasco de cristal oscuro con cierre (preferiblemente en un atomizador) 2 ml de agua destilada, 3 ml de agua de rosas, 2 ml de agua de azahar y 2 ml de glicerina vegetal líquida. Añadir al líquido seis gotas de aceite esencial de gardenia, cuatro del de rosa, dos del de jazmín, dos del de lavanda y tres del de sándalo. Tapar, agitar y dejar reposar un día. Agitar ligeramente siempre antes de usar.

Agua perfumada relajante

Ingredientes: agua destilada, glicerina vegetal líquida, extracto de vainilla, aceites esenciales de mandarina, limón, ylang-ylang, bergamota, lavanda, jazmín

Preparación: echar en un frasco de cristal oscuro con cierre (preferiblemente un atomizador) 2 ml de agua destilada, 3 ml de extracto de vainilla y 2 ml de glicerina vegetal líquida. Añadir cuatro gotas de aceite esencial de mandarina, tres gotas del de bergamota, dos del de limón, tres del de jazmín y tres del de lavanda. Tapar, agitar y dejar reposar un día. Agitar ligeramente siempre antes de usar.

Agua perfumada para hombres

Ingredientes: agua destilada, extracto de almendra, aroma de piña, aceites esenciales de romero, aceite esencial de incienso, aceite esencial de cardamomo

Preparación: echar en un frasco de cristal oscuro con cierre -idealmente de spray- 2 ml de agua destilada, 3 ml de extracto de almendra, 2 ml de glicerina líquida y un par de gotas de aroma de piña. Añadir cuatro gotas de aceite esencial de romero, tres de aceite esencial de cardamomo y dos de aceite esencial de incienso. Tapar, agitar y dejar reposar un día. Agitar ligeramente siempre antes de usar.

APÉNDICE I

PROBLEMAS Y SOLUCIONES

Afecciones específicas encuentran su solución en elementos vegetales concretos. La lista a continuación reúne problemas comunes y algunos de los ingredientes que la cosmética necesita incluir en sus fórmulas de uso tópico para tratarlos eficaz y naturalmente.

A

Acné: tomate, aceite esencial de enebro, árnica.

Arrugas: aceite de ricino, aceite de macadamia, aceite de argán, miel, aguacate, piña, aceite de rosa mosqueta, almendra, aceite esencial de incienso.

Alopecia: ortiga, abedul, albahaca, aceite esencial de espliego, infusión o aceite esencial de romero.

B

Barros: equinácea, infusión de malva, papaya, ciprés.

Bolsas bajo los ojos: patata, pepino, manzanilla.

C

Canas: té verde, hojas de nogal (cabellos morenos), manzanilla (cabellos claros).

Caries: (prevención) romero, salvia, manzanilla, tila, tomillo.

Caspa: neem, laurel, regaliz, salvia, tomillo.

Celulitis: limón, romero, eucalipto, algas, café, reina de los prados.

Cicatrices: áloe vera, hipérico, manzanilla, manteca de karité, aceite de rosa mosqueta, aceite de argán, aceite de escaramujo (rosa canina).

D

Dermatitis: áloe vera, aguacate, manzanilla, malva.

E

Eczema: aceite de semilla de melocotón, aceite de argán, aguacate, manzanilla, malva, caléndula, aceite de jojoba, aceite de almendras dulces, manteca de cacao, manteca de mango, manteca de karité.

Edema: tratamiento interno de infusiones diuréticas (diente de león, vulneraria, perejil, etc.).

Espinillas: avena, ciprés, cola de caballo, equinácea, papaya.

Estrías: manteca de cacao, árnica, cola de caballo, aceites ricos en vitamina E (germen de trigo, aguacate, borraja, almendras dulces, pepitas de uva, girasol, semilla de albaricoque).

F

Flaccidez: manzana, avena, melón, higo, geranio, manzanilla, aceites ricos en vitaminas E y A (los mencionados arriba en aceites para estrías ricos en vitamina E y, además, el aceite de semilla de melocotón y el de onagra o prímula.

G

Granos: árnica, papaya, fresa, cebolla, perejil, sal, manzanilla, malvavisco.

H

Halitosis: hinojo, menta, tomillo, canela, eucalipto.

Hematoma: árnica, áloe vera, hamamelis.

Herpes: manzanilla, pepino, aceite de coco.

Hongos: aceite de coco, canela, mirra, limón, clavo, tomillo, vinagre de manzana, saponaria, cilantro, manzanilla, tintura de caléndula.

I

Inflamación de las encías (gingivitis): áloe vera, árnica, manzanilla, eucalipto.

Inflamación de las piernas: hiedra, violeta, árnica, aceite de semilla de albaricoque, aceite esencial de neroli, aceite de borraja, aceite de romero, aceite esencial de ciprés.

Irritación: aceite de borraja, aceite de argán, manteca de cacao, manteca de karité.

Irritación vaginal: hamamelis, té verde, poleo, equinácea.

L

Llagas bucales: própolis, sándalo, árbol de té, manzanilla, salvia, áloe vera, roble, té verde.

M

Manchas faciales: pepino, perejil, aceite de limón (no exponerse al sol con este ingrediente en la cara).

N

Nariz grasienta: limón, pomelo, sal, tomillo.

O

Olor de axilas: tomillo, vinagre de manzana o sidra.

Olor de pies: ciprés, tomillo, aceite de coco

Ojeras: pepino, manzanilla, aceite de almendras, patata, agua fría.

P

Piorrea: menta, árnica, albahaca, castaño de Indias.

Papada: melón, manzana.

Puntas abiertas: cola de caballo, aguacate, germen de trigo, aceite de coco, aceite de almendras dulces.

Q

Quemaduras solares: áloe vera, hamamelis, avena, aceites (coco, oliva, almendra, gérmen de trigo).

R

Rozaduras: áloe vera, manzanilla, aceite de coco.

S

Sabañones: patata.

Seborrea: ortiga, ciprés.

T

Tendinitis: asensio, árnica, menta piperita.

U

Uñas frágiles: aceite de ricino.

Uñas amarillas: vinagre de manzana, limón.

Urticaria: ortiga, caléndula.

V

Varices y capilares rotos: cola de caballo, hamamelis.

APÉNDICE II

LISTA DE PRODUCTOS Y SUS BENEFICIOS

A

Aceite de aguacate: rico en vitaminas E y D. Ayuda a la formación de colágeno.

Aceite de almendras dulces: rico en vitaminas A, B y E. Antioxidante. Muy nutritivo y suave.

Aceite de argán: rico en vitaminas A y E. Nutre, rejuvenece y protege la piel. Muy hidratante.

Aceite de borraja: rico en ácidos grasos esenciales, vitaminas y minerales. Equilibra la capa hidratante de la piel. Emoliente.

Aceite de cacahuete: rico en aceites omega y vitamina A. Emoliente y protector de los rayos UV.

Aceite de coco: cura y rejuvenece la piel. Muy emoliente y poco grasoso sobre la piel.

Aceite de germen de trigo: muy rico en vitamina E. También contiene vitaminas A y B, proteinas y minerales. Rejuvenecedor.

Aceite de girasol: contiene vitaminas A, B, D y E. Suaviza las pieles más secas porque retiene la humedad en la piel.

Aceite de jojoba: rico en proteínas y minerales. Emoliente y regulador del sebo. No engrasa.

Aceite de macadamia: rejuvenece; nutre e hidrata las pieles más maduras y secas.

Aceite de maíz: protector e hidratante.

Aceite de oliva: rico en vitaminas E y K, y en ácido oléico

Aceite de pepitas de uva: rico en vitamina E y ácido linoleico. Hidrata, protege y rejuvenece la piel.

Aceite de ricino: muy hidratante. Rico en ácidos grasos esenciales.

Aceite de semilla de melocotón: rico en vitaminas A, E y varias de las del rango B. Protege y rejuvenece la piel.

Aceite de semillas de fresa: rico en ácidos grasos esenciales. Hidrata, nutre y protege la piel. Contiene antioxidantes, o sea, rejuvenece la piel.

Aceite de sésamo: rico en vitamina E. Protege de los

rayos ultravioletas, tonifica y suaviza la piel.

Aceite esencial de árbol de té: muy refrescante. Regenera la piel y la oxigena. Es antiséptico y fungicida.

Aceite esencial de canela: calienta el cuerpo. Es antiséptico y promueve la circulación sanguínea.

Aceite esencial de cedro: reafirma la piel. Es antiséptico y astringente.

Aceite esencial de ciprés: antisudorífico y calmante. Regulador del sebo y las tensiones.

Aceite esencial de clavo: cicatrizante. Es antiséptico y parasiticida.

Aceite esencial de geranio: regula la piel. Activa la circulación.

Aceite esencial de incienso: rejuvenece y reafirma la piel

Aceite esencial de jazmín: purifica la piel. Aroma revitalizante, afrodisíaco y antidepresivo. Alivia dolores menstruales.

Aceite esencial de laurel: relaja dolores musculares. Purificante.

Aceite esencial de lavanda: antiséptico. Purifica y desinflama. Regula el sistema nervioso.

Aceite esencial de limón: muy refrescante y caliente a la vez. Es antiséptico. Relaja los músculos y estados mentales hiperactivos.

Aceite esencial de mandarina: tonifica y purifica la piel. Aroma calmante y relajante.

Aceite esencial de menta piperita: muy refrescante. Antiséptico.

Aceite esencial de mirra: regula y purifica la piel.

Aceite esencial de pimienta negra: calienta. Despierta los sentidos y fortalece el sistema inmunológico. Estimula la circulación y favorece el bienestar de los músculos y las articulaciones.

Aceite esencial de rosa: rejuvenece la piel. Aroma afrodisíaco.

Agua de azahar: hidratante y astringente de intensidad media.

Agua de rosas: hidratante y emoliente.

Agua destilada: hidratante.

Albahaca: relajante corporal; fortalece los cabellos

Áloe Vera: planta rica en ácidos, aminoácidos,

suavizantes y vitaminas A, C y B; es antiséptica, bactericida, antiinflamatoria, protectora y regeneradora.

Agua de mar: el agua de mar tiene innumerables propiedades beneficiosas para la salud del ser humano: hidratante, depurativa, cicatrizante, revitalizante y nutritiva. En estética sus propiedades para la piel son evidentes. Incluso puede tomarse agua de mar para limpiar el organismo. En todos estos casos deberá usarse agua de mar hipotónica o isotónica. Aconsejamos consultar nuestro libro "Agua pura" (Mandala ediciones).

Agua marina purificada: Agua mineral: hidratante y revitalizante.

Apio: rico en minerales (potasio, fósforo, calcio, magnesio, sodio, hierro y zinc) y vitaminas A, B, C y E; muy hidratante y nutritivo para la piel y los cabellos.

Arándanos: hidratante y antioxidante.

Arroz: rico en vitaminas y minerales; su agua se emplea sobre el rostro para hidratarlo y nutrirlo.

Avena: hidratante, suavizante y reafirmante; rica en vitaminas y minerales.

Azúcar: limpia y protege la piel. También elimina el olor del sudor.

B

Borraja: es rica en vitamina C y minerales. El aceite de borraja es protector, tonificante y emoliente.

C

Caléndula: vulneraria, antiséptica, antiinflamatoria y fungicida.

Canela: antiséptica y fungicida.

Cebolla: contiene aminoácidos, minerales y vitaminas E y C. Alimenta y protege la piel; es bactericida y antiinflamatoria.

Cera de jojoba: vitaminas E y B. Antibacteriana. Antiarrugas. Emulsiona ingredientes.

Cera de almendras dulces: tiene la fucnción de emulsionar ingredientes. Tiene propiedades suavizantes y regeneradoras.

Cola de caballo: astringente y antiinflamatoria; contiene muchos minerales y ácidos beneficiosos para la salud del cabello y las uñas.

E

Espirulina: refrescante bucal, cicatrizante, antiulcérica.

Extracto de almendra: suavizante.

Extracto de salvia: vulneraria, bactericida, cicatrizante. Vigorizante de la piel y los cabellos.

Extracto de ortiga: (ver ortiga)

H

Hamamelis: astringente y humectante

Harina de maíz: antiinflamatoria, antiulcérica, vulneraria.

Higo: reafirmante y nutritivo. Contiene minerales y vitaminas A y C.

Hinojo: es relajante corporal, revitaliza los cabellos y previene la halitosis.

Hojas de laurel: fungicidas y regeneradoras del cabello.

Hojas de nogal: fortalecen el cabello y previenen la sequedad cutánea. Actúan como tintes naturales de color castaño.

J

Jabón de glicerina: limpiador humectante.

Jabón tipo de Castilla: limpiador hidratante.

K

Kiwi

L

Lavanda: relajante del sistema nervioso y antiséptica.

Leche: suavizante y nutritiva.

Limón: revitaliza las uñas, los cabellos y la piel.

M

Manteca de cacao: cura eczemas, crea una barrera sobre la piel y protege la hidratación natural de ésta.

Manteca de karité: vitamina A y E. Protege de los rayos ultra violeta.

Manteca de mango: vitaminas y minerales. Protege la piel.

Manzana: tonificante e hidratante. La manzana es rica es minerales.

Manzanilla: hidratante, suavizante, antiséptica, fungicida y reparadora. También abrillanta y aclara los cabellos.

Melisa: vulneraria y relajante. Combate la halitosis.

Melón: reafirmante e hidratante.

Menta: analgésica y vulneraria.

Miel: regeneradora, suavizante, vulneraria, hidratante, nutritiva, bactericida.

N

Naranja: rica en minerales y vitaminas A, B y C. Hidratante.

Neem (tintura): antiséptico.

O

Ortiga: suavizante de la piel y regeneradora de los cabellos.

P

Papaya: bactericida, regeneradora e hidratante.

Pepino: suavizante, refrescante, antiedad, astringente e hidratante.

Plátano: nutritivo.

Pomelo: vulnerario y fungicida. También tiene efecto reparador sobre los cabellos.

Própolis: vulnerario y antiséptico.

R

Raíz de genciana: es vulneraria y aporta salud a los cabellos.

Raíz de jengibre: antiinflamatoria y analgésica.

Raíz de saponaria: fungicida. Produce jabón naturalmente.

Remolacha: colorante natural.

Romero: activa la circulación sanguínea, relaja los músculos cansados y favorece el crecimiento de los cabellos. También mantiene la salud bucal.

S

Sal: revitalizante.

Semillas de lino: suavizantes y antibacterianas. También curan las quemaduras y combaten la alopecia.

Sosa caústica (hidróxido sódico): base química que se emplea para la elaboración de diferentes productos, entre ellos jabón.

T

Té verde: germicida, antioxidante, oscurecedor de los cabellos.

Tomillo: antiséptico, antisudor y relajante muscular.

U

Uva: antioxidante, protector y humectante.

V

Vinagre de manzana o sidra: fungicida, relajante muscular; combate mal olor del sudor corporal y suaviza y abrillanta los cabellos.

Y

Yogurt: nutre y refresca la piel.

Z

Zanahoria: vulneraria y antienvejecimiento.

CPSIA information can be obtained
at www.ICGtesting.com
Printed in the USA
LVHW050401020321
680281LV00028B/1264

9 788483 528914